Suman Gehlot
Sumeet Dwivedi
Raghvendra Dubey

Comprimido de Cinnarizina com Matriz de Libertação Sustentada

AF573034

Suman Gehlot
Sumeet Dwivedi
Raghvendra Dubey

Comprimido de Cinnarizina com Matriz de Libertação Sustentada

ScienciaScripts

Imprint

Any brand names and product names mentioned in this book are subject to trademark, brand or patent protection and are trademarks or registered trademarks of their respective holders. The use of brand names, product names, common names, trade names, product descriptions etc. even without a particular marking in this work is in no way to be construed to mean that such names may be regarded as unrestricted in respect of trademark and brand protection legislation and could thus be used by anyone.

Cover image: www.ingimage.com

This book is a translation from the original published under ISBN 978-620-2-01407-6.

Publisher:
Sciencia Scripts
is a trademark of
Dodo Books Indian Ocean Ltd. and OmniScriptum S.R.L publishing group

120 High Road, East Finchley, London, N2 9ED, United Kingdom
Str. Armeneasca 28/1, office 1, Chisinau MD-2012, Republic of Moldova, Europe
Printed at: see last page
ISBN: 978-620-7-68253-9

Copyright © Suman Gehlot, Sumeet Dwivedi, Raghvendra Dubey
Copyright © 2024 Dodo Books Indian Ocean Ltd. and OmniScriptum S.R.L publishing group

Conteúdo

PREFÁCIO

As formas de dosagem de libertação prolongada são concebidas para libertar um fármaco a uma taxa pré-determinada, a fim de manter uma concentração constante do fármaco durante um período de tempo específico com um mínimo de efeitos secundários. Isto pode ser conseguido através de uma variedade de formulações, incluindo lipossomas e conjugados fármaco-polímero (um exemplo são os hidrogéis). A definição de libertação sustentada é mais parecida com a de "libertação controlada" do que com a de "sustentada".

Atualmente, a maioria dos fármacos de libertação prolongada são formulados de modo a que o ingrediente ativo seja incorporado numa matriz de substância(s) insolúvel(eis) (várias: alguns acrílicos, até mesmo quitina; estas substâncias são frequentemente patenteadas), de modo a que o fármaco em dissolução tenha de encontrar o seu caminho para fora através dos orifícios da matriz.

Nalgumas formulações de SR, o fármaco dissolve-se na matriz e a matriz incha fisicamente para formar um gel, permitindo que o fármaco saia através da superfície exterior do gel.

O sistema de matrizes é a mistura de materiais com o fármaco, o que provocará o abrandamento do fármaco. No entanto, este sistema tem várias subcategorias: matrizes hidrofóbicas, matrizes lipídicas, matrizes hidrofílicas, matrizes biodegradáveis e matrizes minerais.

A cinarizina é um medicamento derivado da piperazina, caracterizado por ser um anti-histamínico e um bloqueador dos canais de cálcio. É também conhecida por promover o fluxo sanguíneo cerebral, pelo que é utilizada no tratamento da apoplexia cerebral, dos sintomas cerebrais pós-traumáticos e da arteriosclerose cerebral. No entanto, é mais frequentemente prescrito para náuseas e vómitos devidos ao enjoo ou a outras causas, como a quimioterapia, vertigens ou doença de Ménière.

No presente trabalho, foram relatados os parâmetros de formulação e avaliação de comprimidos de Cinnarizina com matriz de libertação sustentada.

RECONHECIMENTO

É um momento de gratificação e de prazer olhar para trás com um contentamento sincero para o longo caminho percorrido, poder recuperar alguns dos bons momentos, poder agradecer ao número infinito de pessoas, algumas que estão connosco desde o início e outras que se juntaram a nós mais tarde, cujo amor e bênção tornaram este dia possível para nós.

Estamos muito gratos e expressamos os nossos profundos sentimentos de gratidão à **Dra. Seema Kohli**, Professora e Chefe de Departamento, Govt. Kalanikaten Polytechnic College, Jabalpur, (M.P.), ao **Dr. Arun Gupta**, Diretor, School of Pharmacy, Dr. APJ Abdul Kalam University, Indore, (M.P.), à Dra. **Revathi Gupta**, Directora, Institute of Pharmacy, Dr. APJ Abdul Kalam University, Indore, (M.P.), ao Prof.), o Prof. **Satyaendra Shrivastava**, Prof. e Diretor, Swami Vivekanand College of Pharmacy, Indore, (M.P.)-Índia, e **o Dr. Shailesh Gupta**, Prof. SRK University, Bhopal, (M.P.) por terem sugerido o presente problema, pela orientação valiosa, pelo interesse profundo e sustentado e pelo encorajamento contínuo ao longo da presente investigação e da preparação do manuscrito.

Agradecemos muito sinceramente a todos os nossos amigos pelo seu apoio oportuno em todos os pontos do nosso trabalho.

Por último, mas não menos importante, a contribuição mais significativa para a realização deste trabalho deve-se aos nossos queridos pais, irmãos e irmãs, cujo amor incondicional, apoio e encorajamento moldaram a nossa vida.

Por último, gostaríamos de agradecer à Lambert Academic Publishing pela publicação do nosso trabalho sob a forma de livro, pois sem o seu apoio não seria possível.

Suman Gehlot

Dr. Sumeet Dwivedi

Dr. Raghvendra Dubey

Capítulo 1 Introdução

1. Introdução: Formulação de libertação sustentada:-

1.1 Via oral para administração de medicamentos:

A via oral para a administração de medicamentos é a via mais utilizada e mais bem sucedida para a administração de medicamentos. Cerca de 90% de todos os medicamentos utilizados são administrados por via oral para produzir efeitos sistémicos. A via de administração tópica só recentemente foi utilizada para administrar fármacos ao corpo para efeitos sistémicos. No entanto, a via de administração tópica é limitada na sua capacidade de permitir uma absorção eficaz dos fármacos para efeitos de ação sistémica. A administração por via parentérica é mais importante no tratamento de emergências médicas em que um indivíduo está em coma ou não consegue engolir, e no fornecimento de vários tipos de terapia de manutenção para doentes hospitalizados. No entanto, é provável que pelo menos 90% de todos os fármacos utilizados para produzir efeitos sistémicos sejam administrados por via oral. Dos fármacos que são administrados por via oral, as formas de dosagem oral sólidas representam a classe de produtos preferida. As razões para esta preferência são as seguintes. [1]

A via oral é a mais frequentemente utilizada para a administração de medicamentos. As formas de dosagem orais destinam-se geralmente a efeitos sistémicos resultantes da absorção do fármaco através dos vários epitélios e mucosas do TGI. No entanto, alguns fármacos destinam-se a ser dissolvidos na boca para uma rápida absorção, para efeitos locais no trato, quer devido à fraca absorção por esta via, quer devido à sua baixa solubilidade aquosa. Em comparação com outras vias, a via oral é o meio mais simples, mais cómodo e mais seguro de administração de medicamentos. No entanto, as desvantagens incluem o início de ação relativamente lento, as possibilidades de absorção irregular e a destruição de certos medicamentos pelas enzimas e secreções do TGI. Por exemplo, as preparações que contêm insulina são inactivadas pela ação dos fluidos gástricos. [2]

As formas de dosagem são os meios através dos quais as moléculas dos fármacos são entregues aos locais de ação no organismo. Os fármacos raramente são administrados apenas como substâncias químicas puras e são quase sempre administrados como preparações formuladas ou medicamentos. Estas podem variar de soluções relativamente simples a sistemas complexos de administração de fármacos através da utilização de aditivos ou excipientes adequados nas formulações. Os excipientes desempenham funções farmacêuticas variadas e especializadas. São os aditivos de formulação que, entre outras coisas, solubilizam, suspendem, espessam, conservam, emulsionam, modificam a dissolução e melhoram a compressibilidade e o sabor das substâncias medicamentosas para formar várias preparações ou formas de dosagem As formas de dosagem dividem-se em preparações líquidas, semi-sólidas e sólidas. [3]

1. Vantagens das formas de dosagem orais:

É a via de administração mais natural e mais fácil. A forma de dosagem por via oral inclui uma grande variedade de formas de dosagem como comprimidos, cápsulas, pós, pastilhas e outras formas de dosagem líquidas orais como emulsões, suspensões, soluções, etc. e é económica e segura para o doente em comparação com outras formas de dosagem. A automedicação é possível, não é necessária enfermagem, o que significa que o doente pode tomar a forma de dosagem sem ajuda e a toxicidade é também retardada devido ao início tardio da ação, o que permite uma recuperação mais fácil do que no caso de outras formas de dosagem. Estas formas de dosagem são, em geral, as mais fáceis e económicas de embalar e expedir de todas as formas de dosagem orais e oferecem as maiores capacidades de todas as formas de dosagem orais para a maior precisão da dose e a menor variabilidade do conteúdo. Em geral, são as mais fáceis e económicas de embalar e expedir de todas as formas de dosagem oral. Os comprimidos podem ser formulados para libertar o agente terapêutico num local específico do TGI para reduzir os efeitos secundários, promover a absorção nesse local e proporcionar um efeito local (por exemplo, colite ulcerosa). Isto pode não ser facilmente conseguido por outras formas de dosagem que são administradas por via oral. [1, 3]

2. Desvantagens das formas de dosagem orais:

As desvantagens da forma de dosagem oral são que apresentam um início de ação retardado porque a absorção demora algum tempo, razão pela qual não são adequadas em condições de emergência e para doentes inconscientes. Não são convenientes para um doente com uma perturbação gastrointestinal, como diarreia, obstipação, ulceração e hiperacidez no estômago. Por vezes, a própria medicação é a causa de tais problemas no TGI, como a aspirina e muitos AINEs, que podem provocar úlceras no estômago após uma utilização recorrente a longo prazo. Se o doente sofrer de síndrome de má absorção, em que a absorção através do intestino delgado não é assegurada, os medicamentos não são convenientes e também não são adequados para medicamentos passíveis de inativação ou destruição no TGI. Por exemplo, a insulina é uma proteína que, se for tomada por via oral, é digerida no estômago, tal como as proteínas presentes em alimentos como a carne e o peixe. As formas de dosagem orais não são uma boa escolha no caso de doentes que não cooperam, como crianças e bebés, e também são adequadas se o doente sofrer de vómitos crónicos. Os medicamentos de sabor amargo, os medicamentos com um odor desagradável ou os medicamentos sensíveis ao oxigénio ou à humidade atmosférica podem necessitar de encapsulamento ou aprisionamento antes da compressão. Alguns medicamentos têm resistência à compressão em compactos densos, devido à sua natureza amorfa ou propriedades floculentas de baixa densidade. [1,

4]

1.2 Algumas formas de dosagem oral:

1.2.1 Comprimidos: Os comprimidos podem ser definidos como a forma de dosagem unitária sólida de medicamento ou medicamentos com ou sem diluentes adequados e preparados por moldagem ou por compressão. Variam muito em termos de forma, tamanho e peso, que dependem da quantidade de medicamento e do modo de administração. [6]

1.2.2 Cápsulas: Invólucros cilíndricos no interior dos quais o medicamento é introduzido sob a forma de grânulos, pós, pellets, até mesmo líquidos (cápsula de gelatina mole) ou uma mistura de dois ou três destes. Após a ingestão da cápsula, esta parte-se e o medicamento é libertado no momento adequado, de acordo com o tipo de medicamento e o desenho da cápsula. O invólucro da cápsula é constituído por polímeros, principalmente gelatina. Existem dois tipos de invólucros de cápsulas: uma é a cápsula de gelatina dura e a outra é a cápsula de gelatina mole. A cápsula de gelatina dura é utilizada para pós, grânulos e pellets, mas a cápsula de gelatina mole é utilizada para amostras líquidas ou semi-sólidas. [6]

1.2.3 Suspensões orais: As suspensões são formas de dosagem líquidas bifásicas ou sistemas de dispersão, nos quais as partículas sólidas insolúveis e finamente divididas estão suspensas ou dispersas num líquido. O tamanho dos sólidos dispersos varia de 0,1 a 1000 μm. [5]

1.2.4 Emulsões: Trata-se de um sistema líquido bifásico (óleo e água) em que uma fase é intimamente dispersa na outra fase com a ajuda de um agente emulsionante. Tipo específico de líquidos administrados por via oral. São principalmente emulsões de óleo em água (O/W) ou de água em óleo (W/O). A água está dentro do óleo ou vice-versa. [5]

1.2.5 Pastilhas: As pastilhas são formas de dosagem unitárias sólidas, contendo um medicamento numa base adocicada e aromatizada, destinadas a dissolver-se lentamente na boca. São principalmente utilizadas para uma ação prolongada do medicamento, ou seja, para uma ação local na garganta. [5]

Os comprimidos são superiores a outras formas de dosagem oral. As razões da preferência são as seguintes:

1.3 Méritos dos comprimidos convencionais:

São uma forma de dosagem unitária e oferecem as maiores capacidades de todas as formas de dosagem oral para a maior precisão da dose e a menor variabilidade do conteúdo. O seu custo é o mais baixo de todas as formas de dosagem oral. São as mais leves e compactas de todas as formas de dosagem. São, em geral, as mais fáceis e económicas de embalar e expedir de todas as formas de dosagem oral. A identificação do produto é potencialmente a mais simples e económica, não exigindo etapas de processamento adicionais quando se utiliza uma face perfurada em relevo ou com monograma. Prestam-se a determinados produtos com perfis de libertação especiais, como os produtos entéricos ou de libertação retardada. São mais adequadas para a produção em grande escala do que outras formas orais unitárias. Têm as melhores propriedades combinadas de estabilidade química, mecânica e microbiológica de todas as formas de dosagem oral. As reservas de emergência do medicamento podem ser convenientemente transportadas pelo doente. Proporcionam a maior facilidade de deglutição, com a menor tendência para ficarem suspensas acima do estômago. [1, 4]

1.4 Deméritos dos comprimidos convencionais:

Alguns fármacos resistem à compressão em compactos densos, devido à sua natureza amorfa ou ao seu carácter floculento e de baixa densidade. Os fármacos com humidificação deficiente, propriedades de dissolução lenta, dosagens intermédias a grandes, absorção óptima no TGI ou qualquer combinação destas características podem ser difíceis ou impossíveis de formular e fabricar sob a forma de comprimido que ainda proporcione uma biodisponibilidade adequada ou total do fármaco. Os fármacos com sabor amargo, os fármacos com odor desagradável ou os fármacos sensíveis ao oxigénio ou à humidade atmosférica podem exigir o encapsulamento ou o aprisionamento antes da compressão (se viável ou prático), ou os comprimidos podem exigir um revestimento. Nestes casos, a cápsula pode oferecer a melhor abordagem e a mais económica. Os comprimidos não podem ser administrados a doentes inconscientes e também se o doente sofrer de vómitos crónicos. Apresentam um início de ação retardado porque a absorção demora mais tempo do que a via parentérica. Os medicamentos que se degradam no estômago não podem ser administrados sob a forma de comprimidos. Alguns medicamentos têm resistência à compressão em compactos densos, devido à sua natureza amorfa ou às suas propriedades floculentas e de baixa densidade. [1, 4]

1.5 Desvantagens do tablet da Convenção:

1. A fraca adesão do doente aumenta as probabilidades de não tomar a dose de um medicamento com uma semi-vida curta, para o qual é necessária uma administração frequente.

2. As flutuações inevitáveis da concentração do fármaco podem levar a uma sub-medicação e a uma sobre-medicação.

3. Obtém-se um perfil típico de tempo de concentração plasmática pico-vale que dificulta a obtenção do estado estacionário.

4. a flutuação do nível do fármaco pode levar à precipitação de efeitos adversos, especialmente

de fármacos com um índice terapêutico (IT) reduzido, sempre que ocorra sobremedicação.

1.6 Formulações de libertação prolongada:

Libertação sustentada, ação sustentada, ação prolongada, libertação controlada, ação prolongada, libertação temporizada, depósito e formas de dosagem repositórias são termos utilizados para identificar sistemas de administração de fármacos concebidos para alcançar ou prolongar o efeito terapêutico através da libertação contínua de medicamentos durante um período de tempo alargado após a administração de uma dose única.[2] Basicamente, existem três modos básicos de administração de fármacos, ou seja, administração orientada, libertação controlada e libertação modulada. A administração dirigida refere-se à administração sistémica de um transportador de fármaco com o objetivo de administrar o fármaco a tipos específicos de células, tecidos ou órgãos. A libertação controlada refere-se à utilização de um dispositivo de administração com o objetivo de libertar o fármaco no organismo do doente a uma taxa pré-determinada ou com perfis de libertação específicos. Por outro lado, a libertação modulada implica a utilização de um dispositivo de administração de fármacos que liberta o fármaco a uma taxa variável controlada pelas condições ambientais, biofeedback, entrada de sensores ou um dispositivo de controlo externo. Muitas vezes, os termos libertação sustentada e libertação controlada são utilizados indistintamente. No entanto, o sistema de libertação sustentada liberta o agente ativo, embora mais lentamente do que uma formulação convencional, mas a libertação é substancialmente afetada pelo ambiente externo.

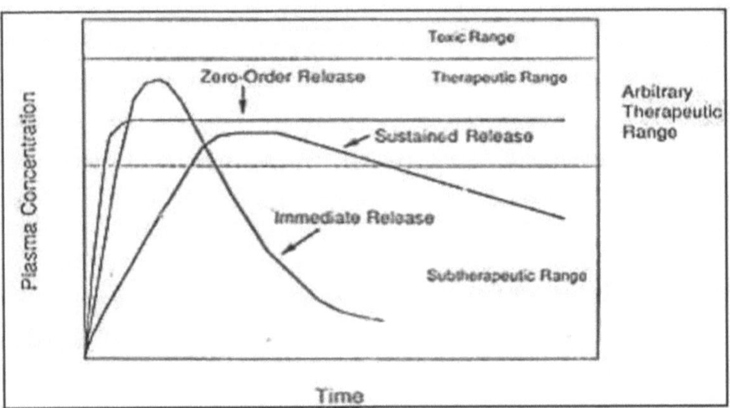

Fig: 1.1 Comparação da libertação do fármaco de libertação sustentada e imediata

As formas de dosagem de libertação sustentada são geralmente administradas por quatro modos de administração, nomeadamente :

Libertação controlada de medicamentos por via oral, libertação transdérmica de medicamentos, libertação implantável de medicamentos e libertação de medicamentos em partículas.

1. Vantagens terapêuticas das formulações de libertação prolongada-

- A frequência de administração é reduzida.
- A adesão dos doentes pode ser melhorada.
- A oscilação do nível sanguíneo caraterística da dosagem múltipla da forma de dosagem convencional é reduzida porque é mantido um nível sanguíneo mais uniforme.
- A quantidade total de medicamento administrado pode ser reduzida, maximizando assim a disponibilidade com uma dose mínima.
- É possível obter um melhor controlo da absorção do fármaco, uma vez que os picos de níveis sanguíneos elevados que podem ser observados após a administração de uma dose de um fármaco de elevada disponibilidade podem ser reduzidos através da formulação sob a forma de ação prolongada.
- A margem de segurança de um medicamento de elevada potência pode ser aumentada e a incidência de efeitos secundários adversos locais e sistémicos pode ser reduzida em doentes sensíveis.

Os novos sistemas de administração de fármacos estão a ser investigados de modo a alterar a distribuição corporal dos fármacos com vista a reduzir a toxicidade do fármaco e/ou a distribuí-los de forma mais eficiente no seu local de ação. Há uma série de razões para o intenso interesse no desenvolvimento de sistemas de administração de fármacos, como a conveniência e a facilidade de administração, o aumento da eficácia terapêutica e a redução da dose do fármaco, o que proporciona uma maior flexibilidade na conceção da forma de dosagem. O sistema é de fácil produção e de baixo custo. [4]

Os comprimidos são uma das formas de dosagem oral mais estáveis e mais frequentemente administradas. Desde a última parte do século XIX, os comprimidos têm-se generalizado e a sua popularidade mantém-se. Os comprimidos continuam a ser populares como forma de dosagem devido às vantagens oferecidas tanto aos fabricantes de produtos farmacêuticos como aos doentes. Estas incluem: simplicidade e economia de preparação, estabilidade e conveniência na embalagem, facilidade de transporte e dispensa, exatidão do regime de dosagem única, compacidade e portabilidade, e suavidade do sabor e facilidade de administração. O objetivo da conceção de sistemas de administração sustentada ou controlada é reduzir a frequência de dosagem ou aumentar a eficácia do medicamento através da localização no local de ação, reduzindo a dose necessária e proporcionando uma administração uniforme do medicamento. Se imaginássemos o sistema de administração de fármacos ideal, seriam necessários dois pré-requisitos. Em primeiro lugar, seria uma dose única para a duração do tratamento, quer seja durante dias ou semanas, como no caso das infecções, ou durante toda a vida do doente, como na hipertensão ou na diabetes. Em segundo lugar, deve administrar o medicamento diretamente no local de ação, minimizando ou eliminando assim os efeitos secundários. Isto pode exigir a administração a receptores específicos ou a localização em células ou em áreas específicas do corpo. A ingestão oral é, desde há muito, a via de administração de fármacos mais conveniente e mais utilizada. De facto, no que diz respeito aos sistemas de libertação sustentada, a via oral de administração tem recebido a maior parte da atenção no que diz respeito à investigação sobre os condicionalismos fisiológicos e medicamentosos, bem como à conceção e ensaio de produtos. Isto deve-se ao facto de haver mais viabilidade na conceção de formas de dosagem para a via oral do que para a via parentérica ou qualquer outra via. A conceção de sistemas orais de libertação sustentada está sujeita a diversas variáveis intercaladas de importância considerável. Entre estas, contam-se os tipos de sistemas de libertação, a doença a tratar, o doente e a duração da terapêutica e as propriedades do fármaco. Na terapia medicamentosa convencional, pode ver-se na Figura 1.1 que a administração do fármaco por injeção intravenosa ou por uma via extravascular, por exemplo, oral, intramuscular ou rectal, não mantém o nível sanguíneo do fármaco dentro do intervalo terapêutico durante um período de tempo prolongado. A ação curta deve-se à incapacidade das formas de dosagem convencionais para controlar a administração temporal (Banks Michael, 1991).

1.7 Classificação do sistema de administração de medicamentos (DDS):

1. Sistema de administração de medicamentos controlado por difusão:

1. Oral
2. Sistema de tipo matriz
3. Sistema de matriz hidrofóbica
4. Sistema de matriz hidrofílica
5. Sistema de tipo reservatório
6. Transdérmico
7. Fármaco em sistema adesivo
8. Sistema adesivo monolítico
9. Sistema adesivo multilaminado
10. Sistema de matriz inerte
11. Sistema de matriz semi-sólida
12. Sistema matricial de reservatórios

13. Outros sistemas controlados por difusão

14. Dispositivos intra-uterinos e anéis intra- vaginais

15. Inserções intra-oculares

16. Implantes subcutâneos

2. Sistema de administração de medicamentos com controlo de dissolução:

1. Com base na libertação controlada por dissolução de partículas sólidas

2. Com base na libertação controlada por dissolução de tecnologias revestidas

3. Baseado na libertação controlada por dissolução de tecnologias de matriz

3. Sistema de administração de medicamentos com controlo osmótico:

1. Sistema de entrega osmótica para sólidos.

Tipo-1 Compartimento único

Tipo-2 Compartimento múltiplo

2. Sistema de entrega osmótica de lípidos.

4. Sistema polimérico biodegradável de administração de medicamentos:

1. Micropartículas

2. Nanopartículas

3. Implantes

5. Sistema de administração de medicamentos baseado em ligandos:

6. Sistema programável de administração de medicamentos:

1. Sistema Pulsátil

2. Sistema controlado por feedback:

7. Reação a estímulos:

1. Modulação física: Tempretura

2. Modulação química: dependente do pH

1.8 Libertação do fármaco da formulação:

1.8.1 Taxa de libertação:

Pode considerar-se que as formas de dosagem convencionais libertam imediatamente os seus ingredientes activos para um reservatório de absorção. Isto é ilustrado pelo seguinte esquema cinético simples:-

Dosage form	k_r → *drug release*	**Absorption pool**	k_a → *absorption*	**Target area**	k_e → *elimination*

O reservatório de absorção representa uma solução do fármaco no local de absorção, e os termos kr, ka, ke são constantes de primeira ordem para a libertação, absorção e eliminação global do fármaco, respetivamente. A forma de libertação imediata implica que kr>>> ka ou, em alternativa, a absorção do fármaco através de uma membrana biológica, como o epitélio intestinal, é o passo limitador da velocidade de entrega do fármaco à sua área-alvo. No caso de formas de dosagem de libertação não imediata, kr<<< ka, ou seja, a libertação do fármaco da forma de dosagem é a fase limitadora da taxa. Isto faz com que o esquema cinético acima se reduza a;

Dosage form	k_r → drug release	**Target area**	k_e → elimination

Uma vez que, neste caso, a fase de absorção se torna insignificante, o desenvolvimento de uma formulação de libertação não imediata deve ter em conta a taxa de libertação kr. Como no caso da infusão *I.V.*, a taxa de entrada do fármaco no corpo é igual à taxa de eliminação do fármaco, pelo que se observa um estado estacionário. Este é um processo de ordem zero e o mesmo é exigido na formulação de libertação controlada, em que a taxa de libertação deve ser independente da quantidade de fármaco que permanece na forma de dosagem:

$$k_r^0 = \text{Rate in} = \text{Rate out} = k_e . C_d . V_d \quad \text{------------} \quad (\text{eq. } 8)$$

k_r^0 = Zero order rate constant for drug release (amount/time)

k_e = First order rate constant for overall drug elimination ($time^{-1}$).

C_d = Desired drug level in body (amount/volume).

V_d = Volume or the space in which the drug is distributed.

1.8.2 Modo de libertação do Tablet Matrix:

Quando expostas a um fluido aquoso, as matrizes hidrofílicas absorvem água e o polímero começa a hidratar-se, formando uma camada de gel. A libertação do fármaco é controlada por uma barreira difusional do gel e/ou pela erosão da superfície. Pode ocorrer uma explosão inicial de fármaco solúvel devido à lixiviação da superfície. Quando uma matriz contendo um polímero vítreo expansível entra em contacto com um meio aquoso, ocorre uma mudança abrupta do estado vítreo para o estado de borracha, que está associada ao processo de expansão.

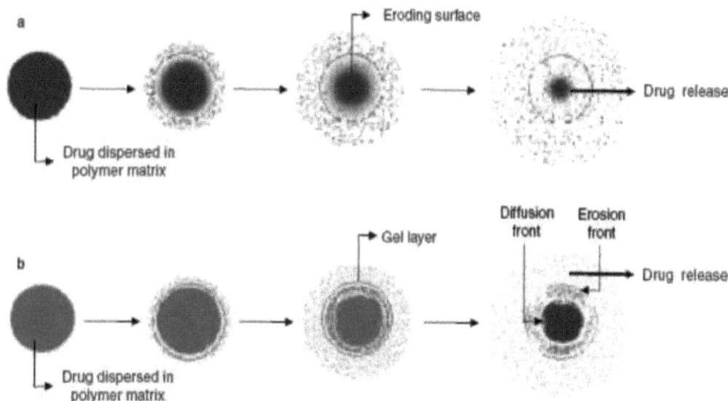

Fig: 1.2 Representação esquemática do mecanismo de libertação de fármacos a partir de sistemas de matrizes poliméricas hidrofílicas e erodíveis

A representação esquemática do mecanismo de libertação do fármaco a partir de sistemas de matrizes poliméricas hidrofílicas e erodíveis é apresentada na figura 5.3. Em geral, dois factores principais controlam a libertação do fármaco a partir de sistemas de matrizes controladas por inchamento, nomeadamente

(i) A taxa de infiltração do meio aquoso na matriz, seguida de um processo de relaxamento (hidratação, gelificação ou inchaço); e

(ii) A velocidade de erosão da matriz. Como resultado destes processos simultâneos, são evidentes duas frentes - uma frente de inchaço, hidratada, e uma frente de erosão.

Nas matrizes erodíveis, a erosão do polímero da superfície da matriz determina a libertação do fármaco, ao passo que nas matrizes hidrofílicas, a formação da camada de gel e a sua dinâmica em função do tempo determinam a libertação do fármaco. A espessura da camada de gel, que determina o comprimento do percurso difusional do fármaco, corresponde à distância entre as frentes de difusão e de erosão. À medida que o processo de inchaço prossegue, a camada de gel torna-se gradualmente mais espessa, resultando em taxas de libertação do fármaco progressivamente mais lentas; no entanto, devido à hidratação contínua, o polímero desprende-se da superfície da matriz, resultando numa zona de depleção gradualmente decrescente e num aumento da taxa de dissolução.

1.8.3 Padrões de ordem de libertação de formas de dosagem de entrega controlada:

Podem ser definidos quatro modelos para a entrada do fármaco com base no padrão de libertação do fármaco:

1. Libertação lenta da ordem zero.
2. Libertação lenta de primeira ordem.
3. Libertação inicial rápida da dose de carga seguida de uma libertação lenta de ordem zero.
4. Dose inicial rápida de carga seguida de libertação lenta de primeira ordem.

Os perfis resultantes são representados da seguinte forma:

Se o fármaco libertado a partir de formulações de libertação controlada for estável em fluidos no local de absorção, tiver uma eficiência de absorção semelhante em todos os locais de absorção e for absorvido rápida e completamente após a sua libertação, então, a sua taxa de aparecimento no plasma será regida pela sua taxa de libertação a partir da formulação de libertação controlada. Assim, quando a libertação do fármaco segue uma cinética de ordem zero, a absorção também será um processo de ordem zero e a concentração do fármaco no plasma num dado momento pode ser dada pela equação:

$$C = \frac{FK_0\left(1-e^{-K_E t}\right)}{K_E V_d} \qquad \text{(eq. 11)}$$

Em que, K0 = constante da taxa de libertação de ordem zero

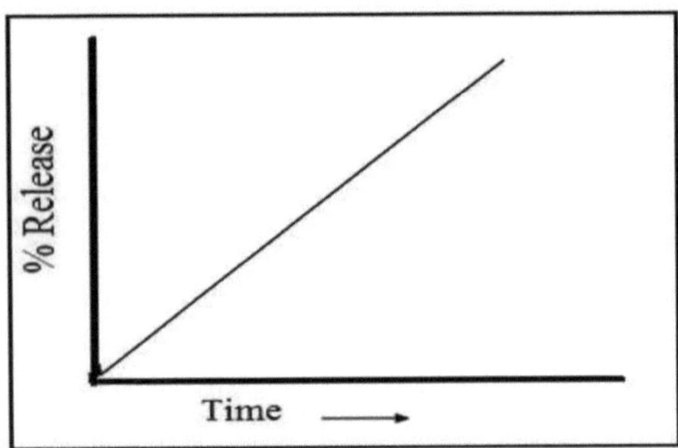

Fig: 1.3 Representação gráfica da libertação de ordem zero

O tempo para atingir o estado estacionário depende da semi-vida de eliminação do fármaco. Uma vez atingido o estado estacionário desejado com a dosagem repetida da formulação de libertação controlada de ordem zero, serão observadas flutuações mínimas (Fig. 5.4). Os sistemas de libertação de ordem zero são, portanto, formulações ideais de libertação controlada.

Sistemas lentos de libertação de primeira ordem:

Estes sistemas são mais fáceis de conceber, mas inferiores aos sistemas de ordem zero, especialmente quando se destinam a uso oral. Isto deve-se ao facto de, com características de libertação de primeira ordem, serem libertadas quantidades cada vez mais pequenas de fármaco à medida que o tempo passa e, em segundo lugar, à medida que a formulação avança ao longo do TGI, a eficiência de absorção diminui geralmente devido a uma série de razões, como a diminuição da área de superfície, o aumento da viscosidade e a diminuição da mistura (Fig. 5.5). Assim, é necessária uma maior quantidade para ser libertada numa fase posterior, quando, na realidade, acontece o contrário com os sistemas de primeira ordem.

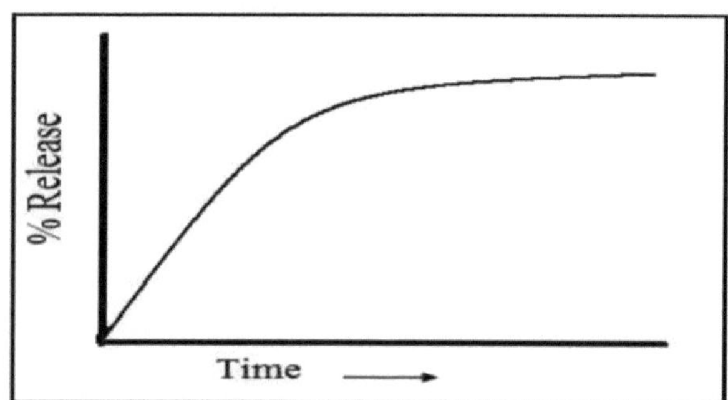

Fig:1.4 Representação gráfica do sistema de libertação de encomendas zero

A concentração do fármaco no plasma após a administração de uma formulação de libertação controlada com libertação lenta de primeira ordem é dada pela equação:

$$C = \frac{D_M K_f F\left(e^{-KEt} - e^{-Krt}\right)}{V_d\left(K_r - K_E\right)} \qquad \text{(eq. 12)}$$

1.8.4 Especificação de Dissolução para Sistemas de Libertação Controlada:

Para a formulação ER, as directrizes FIP exigem pelo menos três pontos de especificação da libertação do fármaco:

- Após 1-2 h 20-30% para garantir a não libertação prematura do medicamento.
- Cerca de 50% para definir o padrão de dissolução.
- Pelo menos 80% para garantir uma libertação quase quantitativa.

1.8.5 Objetivo do estabelecimento de especificações de dissolução:

- Para garantir a consistência de lote para lote dentro da gama.

Para garantir um desempenho aceitável *IN VIVO.*

- Para distinguir entre lotes bons e maus.

Fármaco incorporado numa matriz em erosão lenta.

Por este processo, a porção do fármaco destinada a ter uma ação de libertação prolongada é combinada com material lipídico ou celulósico transformado em grânulos que podem ser colocados em cápsulas ou comprimidos. Quando estes grânulos são combinados com grânulos de fármaco preparados sem os excipientes lipídicos ou celulósicos especiais, a porção não tratada proporciona o efeito imediato do fármaco e a porção tratada o efeito prolongado. Os grânulos tratados corroem-se lentamente nos fluidos corporais. Os tipos de materiais utilizados na preparação dos grânulos podem ser variados para atingir diferentes taxas de erosão. Podem ser preparados comprimidos de duas camadas a partir dos grânulos, em que uma camada contém o fármaco não tratado para libertação imediata e a outra camada contém o fármaco para libertação sustentada.

Incorporação do fármaco numa matriz plástica inerte:

Por método, o medicamento é granulado com um material plástico inerte, como polietileno, acetato de polivinilo ou metilacrilato, e os grânulos são comprimidos em comprimidos. O fármaco é libertado lentamente da matriz de plástico inerte por lixiviação através dos fluidos corporais. O fármaco inicialmente libertado está presente nas superfícies do comprimido ou está superficialmente incorporado.

Formação complexa:

Certas substâncias medicamentosas, quando combinadas quimicamente com outros agentes químicos, formam complexos químicos que podem ser apenas lentamente solúveis nos fluidos corporais, dependendo do pH do ambiente. Esta taxa de dissolução lenta é eficaz para proporcionar a ação sustentada do medicamento.

Resinas de permuta iónica:

Uma solução do fármaco catiónico é passada através de uma coluna que contém a resina de permuta iónica, à qual se complexifica através da substituição de átomos de hidrogénio. O complexo fármaco-resina é então lavado e pode ser comprimido, encapsulado ou suspenso num veículo aquoso. A libertação do fármaco depende do pH e da concentração de electrólitos no trato gastrointestinal. Geralmente, a libertação é maior na acidez do estômago do que no intestino delgado menos ácido.

Sistema hidrocolóide:

Este sistema desempenha um papel importante na conceção de um produto de libertação controlada. O sistema de distribuição de fármacos Hydro dinamicamente equilibrado consiste numa matriz concebida de tal forma que, em contacto com o fluido gástrico, a forma de dosagem apresenta uma densidade aparente inferior a um e, por conseguinte, permanece flutuante. As cápsulas e os comprimidos preparados para terem esta caraterística são por vezes referidos como cápsulas ou comprimidos "flutuantes".

Bomba Osmótica:

O sistema de bomba osmótica é composto por um núcleo de comprimido e um revestimento semipermeável com um orifício de 0,4 mm de diâmetro para a saída do medicamento. O orifício é produzido por um raio laser e o produto funciona segundo os princípios da pressão osmótica. A membrana semipermeável permite a entrada de água do estômago do doente para o núcleo, dissolvendo o fármaco. A pressão acumulada força ou bombeia a solução do medicamento para fora do orifício de distribuição. A taxa de entrada de água e a saída da solução do fármaco são controladas pelas propriedades da membrana. Apenas a solução do fármaco (e não o fármaco não dissolvido) passa através do orifício do comprimido. A taxa de libertação da solução do fármaco é de aproximadamente uma a duas gotas por hora. O sistema de bomba osmótica é o sistema sofisticado de libertação controlada de fármaco por via oral em que a taxa de libertação pode ser controlada alterando a área de superfície, a espessura ou a natureza da membrana e/ou alterando o diâmetro do orifício de libertação do fármaco.

Esferas ou grânulos revestidos ou medicamento microencapsulado:

Neste método, uma solução de um fármaco num solvente não aquoso, tal como uma mistura de álcool, é revestida (por revestimento em panela ou suspensão de ar) em pequenos grânulos inertes não pétreos ou esferas feitas de uma combinação de açúcar e amido. Nos casos em que a dose do fármaco é grande, os grânulos iniciais do material podem ser compostos pelo próprio fármaco. Em seguida, com algumas das pérolas ou grânulos não revestidos e destinados a fornecer a dose imediatamente libertada do fármaco quando tomado, são aplicadas camadas de um material lipídico como a etilcelulose ao resto dos grânulos, com alguns grânulos a receberem poucas camadas e outros muitas camadas. Em seguida, as esferas ou grânulos de diferentes espessuras de revestimentos são misturados nas proporções desejadas para obter a mistura correcta. A presença de grânulos de medicamento com várias espessuras de revestimento produz, assim, a libertação sustentada do medicamento. O perfil do nível sanguíneo no tempo é semelhante ao obtido com a dosagem múltipla.

1.9 SELECÇÃO DE FÁRMACOS PARA SISTEMAS ORAIS DE LIBERTAÇÃO SUSTENTADA DE FÁRMACOS

A avaliação biofarmacêutica de um fármaco para utilização potencial num sistema de libertação controlada de fármacos requer conhecimentos sobre o mecanismo de absorção do fármaco a partir do trato gastrointestinal, a capacidade de absorção geral, o peso molecular do fármaco, o pKa, a solubilidade a diferentes pH e o coeficiente de partição aparente.

Tabela.1.1 Parâmetro para a seleção de medicamentos

Parâmetro	**Valor preferencial**
Peso/ tamanho molecular	**< 1000**
Solubilidade	**> 0,1 µg/ml para pH 1 a pH 7,8**
Pka	**A parte não ionizada > 0,1% a pH 1 a Ph 7,8**
Partição aparente	**Elevado**
Mecanismo de absorção	**Difusão**
Absorção geral	**De todos os segmentos GI**
Libertação	**Não deve ser influenciado pelo pH e pelas enzimas**

A avaliação farmacocinética requer conhecimentos sobre a meia-vida de eliminação de um fármaco, a depuração total, a biodisponibilidade absoluta, o possível efeito de primeira passagem e as concentrações estáveis desejadas para o pico e para o fim.

Tabela.1.2 Parâmetro farmacocinético para a seleção de medicamentos

Parâmetro	**Comentário**
Meia-vida de eliminação	De preferência entre 0,5 e 8 h
Apuramento total	Não deve ser dependente da dose
Constante da taxa de eliminação	Necessário para a conceção
Volume aparente de distribuição Vd	Quanto maiores forem Vd e MEC, maior será o tamanho da dose necessária.
Biodisponibilidade absoluta	Deve ser de 75% ou mais
Taxa de absorção intrínseca	Deve ser superior à taxa de libertação
Concentração terapêutica Css av	Quanto mais baixo for o Css av e menor for Vd, maior

	será a perda de medicamento necessária
Concentração tóxica	Para além dos valores de MTC e MEC, é mais segura a forma de dosagem. Também adequado para medicamentos com semi-vida muito curta.

1.10 Sistema de entrega de fármacos controlado por difusão em matriz:

Neste tipo de sistema de administração controlada de fármacos, o reservatório de fármaco resulta da dispersão homogénea das partículas de fármaco numa matriz polimérica lipofílica ou hidrofílica.

1.11 Sistemas de matriz hidrofílica: Os doentes preferem, na sua esmagadora maioria, a dosagem oral sólida a outras formas de medicamentos. E os sistemas de matriz hidrofílica estão entre os meios mais amplamente utilizados para a administração controlada de medicamentos em dosagem oral sólida. Os sistemas de matriz hidrofílica foram comprovados durante mais de quatro décadas. Os comprimidos de libertação controlada de matriz são sistemas relativamente simples que são mais tolerantes a variações nos ingredientes, métodos de produção e condições de utilização final do que os comprimidos revestidos de libertação controlada e outros sistemas. Isto resulta em perfis de libertação mais uniformes com uma elevada resistência ao dumping do fármaco. Os sistemas de matriz são relativamente fáceis de formular. O desempenho de muitos produtos já está bem documentado, fornecendo um conjunto de dados que podem ser consultados e nos quais se pode confiar. Este facto ajuda a acelerar o trabalho de desenvolvimento e pode também encurtar os tempos de aprovação. Os sistemas de matriz são fáceis de produzir. Os comprimidos são fabricados com equipamento e métodos de processamento existentes e convencionais. Isto é verdade para quase todos os tamanhos de comprimidos, quer envolva compressão direta, granulação seca ou granulação húmida. Os sistemas de matriz são económicos. Para além da possibilidade de custos de desenvolvimento mais baixos e da utilização de métodos de produção convencionais, os ingredientes normalmente utilizados são económicos.

1.11.1 Modo de ação da Matriz Hidrofílica Forma de dosagem:

As formas de dosagem de matriz hidrofílica consistem essencialmente numa mistura comprimida de polímero hidrofílico e fármaco. De acordo com o mecanismo geralmente aceite, a libertação do fármaco das formas de dosagem de matriz hidrofílica começa quando o comprimido entra em contacto com o fluido gastrointestinal. A superfície do comprimido hidrata-se para libertar o fármaco exposto e, ao mesmo tempo, formar um polímero viscoso de mucilagem ou gel. Este gel preenche os interstícios do comprimido, retardando a entrada de líquido. A concentração de polímero na camada hidratada varia desde a diluição na superfície exterior até cerca de 90% no limite com o núcleo do fármaco. Dentro desta camada, o fármaco em vários estados de dissolução (não dissolvido em solução diluída; em solução saturada) é distribuído entre os outros ingredientes dos comprimidos.

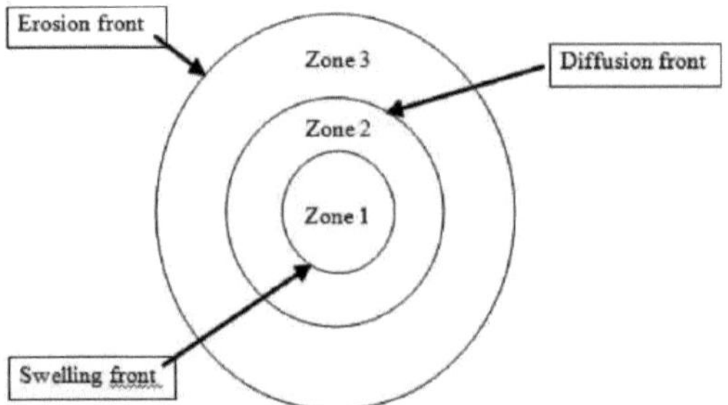

Fig:1.5 Sistema de administração de fármacos controlado por difusão em matriz

A libertação do fármaco ocorre imediatamente a partir da superfície (efeito de explosão), seguida de difusão através da camada hidratada e/ou erosão da mesma. As proporções relativas de fármaco libertado por difusão e erosão são determinadas pelas propriedades de solubilidade do fármaco e pela natureza física e química do polímero hidratado. Por sua vez, isto é influenciado por outros factores, incluindo as características do fármaco, o meio de dissolução e outros, que continuam a ser investigados.

1.12 Sistemas de libertação modificada de fármacos:

A fim de ultrapassar os inconvenientes dos sistemas convencionais de administração de medicamentos, vários avanços técnicos levaram ao desenvolvimento de sistemas de administração de medicamentos de libertação modificada. Os sistemas de libertação modificada podem ser convenientemente divididos em quatro categorias4:

1. Libertação diferida
2. Libertação prolongada
3. Seleção específica do local
4. Seleção de receptores

4.1.1 Sistema de libertação retardada:

Os sistemas de libertação retardada são aqueles que utilizam a dosagem repetitiva e intermitente de um medicamento a partir de

uma ou mais unidades de libertação imediata incorporadas numa única forma de dosagem. Exemplos de sistemas de libertação retardada incluem comprimidos e cápsulas de ação repetida e comprimidos com revestimento entérico, em que a libertação temporizada é conseguida através de um revestimento de barreira.

4.1.2 Sistema de libertação sustentada:

Os sistemas de libertação sustentada incluem qualquer sistema de administração de fármacos que consiga uma libertação lenta do fármaco durante um período de tempo prolongado. Se os sistemas puderem proporcionar algum controlo, quer seja de natureza temporal ou espacial, ou ambos, da libertação do fármaco no organismo ou, por outras palavras, se o sistema conseguir manter níveis constantes de fármaco no tecido ou nas células-alvo, é considerado um sistema de libertação controlada.

4.1.3 Direcionamento específico do local:

A orientação específica do local e a orientação para o recetor referem-se à orientação de um medicamento diretamente para um determinado local biológico. No caso da libertação específica do local, o alvo é adjacente ou no órgão ou tecido doente.

4.1.4 Direcionamento para receptores:

No caso da libertação de receptores, o alvo é o recetor específico de um fármaco num órgão ou tecido. Ambos os sistemas satisfazem o aspeto espacial da libertação de fármacos e são também considerados sistemas de libertação controlada de fármacos.

1.13 Sistemas de libertação sustentada de fármacos:

Nos últimos anos, as formas de dosagem convencionais de medicamentos estão a ser rapidamente substituídas por sistemas de administração de medicamentos novos e inovadores. Entre estes, as formas de dosagem de libertação controlada/libertação sustentada tornaram-se extremamente populares na terapêutica moderna. A lógica básica da libertação sustentada de fármacos consiste em alterar a farmacocinética e a farmacodinâmica dos fármacos através da utilização de novos sistemas de libertação de fármacos ou da modificação da estrutura molecular ou dos parâmetros fisiológicos inerentes a uma via de administração selecionada. É desejável que a duração da ação do medicamento se torne mais uma propriedade de conceção de uma forma de dosagem de taxa controlada e menos ou nada uma propriedade das propriedades cinéticas inerentes à molécula do medicamento. Assim, a conceção óptima de um sistema de libertação sustentada/controlada exige um conhecimento profundo da farmacocinética e da farmacodinâmica do fármaco. Quando o fármaco é administrado numa forma de dosagem convencional, resulta numa flutuação da concentração do fármaco no local de ação (padrão de pico e vale) e, por conseguinte, na circulação sistémica e no compartimento tecidular. A Figura 1.2 mostra a diferença entre as formas de dosagem convencionais e as de libertação sustentada.

1.14 . Dispositivos matriciais:

Consiste num fármaco disperso de forma homogénea numa matriz. As características da matriz sistemas de difusão são

1. Não é possível obter a libertação de ordem zero.
2. Mais fácil de produzir do que os dispositivos de reservatório.
3. Os compostos de elevado peso molecular são fornecidos através do dispositivo.

1.14.1 Sistemas de Dissolução Controlada:

1. **Sistemas controlados de dissolução de matrizes:** Podem ser utilizadas dispersões aquosas, congelação, aglomeração esférica, etc.

2. **Sistemas de encapsulação com controlo da dissolução:** As partículas, sementes e grânulos podem ser revestidos por técnicas como a microencapsulação.

3. **Sistemas controlados por difusão e dissolução:** Numa matriz bioerodível, o fármaco está homogeneamente disperso numa matriz e é libertado por um mecanismo controlado de inchaço ou por hidrólise ou por ataque enzimático.

4. **Comprimidos de libertação sustentada da matriz:**

Uma das abordagens menos complicadas para o fabrico de formas de dosagem de libertação sustentada é a compressão direta do fármaco, do retardador de libertação e dos aditivos para formar um comprimido no qual o fármaco é incorporado num núcleo de matriz de retardador. São utilizadas três classes de materiais retardadores de libertação para a formulação de comprimidos de matriz. Estas incluem

1. Matrizes insolúveis ou "esqueleto
2. Matrizes erodíveis e insolúveis em água
3. Matrizes hidrofílicas.

Tabela 1.3 Alguns materiais importantes utilizados na preparação de comprimidos de libertação sustentada.

Características da matriz	Material retardador de libertação
Insolúvel, inerte	Polietileno, cloreto de polivinilo Copolímero de acrilato de metilo e metacrilato Etilcelulose

Insolúvel, erodível	Cera de carnaúba, álcool esterílico Ácido esteárico, polietilenoglicol Monoestearato de polietilenoglicol Triglicéridos
Hidrofílica	Metilcelulose, Hidroxietilcelulose Hidroxipropilmetilcelulose Carboximetilcelulose de sódio Carboxipolimetileno Alginato de sódio, galactomanose

1.14.2 Mecanismo de libertação de fármacos:

Quando expostas a um fluido aquoso, as matrizes hidrofílicas absorvem água e o polímero começa a hidratar-se, formando uma camada de gel. Pode ocorrer uma explosão inicial de fármaco solúvel devido à lixiviação da superfície quando uma matriz que contém um polímero vítreo expansível entra em contacto com um meio aquoso. Com o tempo, a água infiltra-se profundamente na caixa, aumentando a espessura da camada de gel. Concomitantemente, a camada exterior fica totalmente hidratada e começa a dissolver-se ou a sofrer erosão. Quando a água atinge o centro do sistema e a concentração do fármaco desce abaixo do valor de solubilidade, a taxa de libertação do fármaco começa a diminuir. Ao mesmo tempo, um aumento na espessura da camada de barreira com o tempo aumenta o comprimento do caminho de difusão, reduzindo a taxa de libertação do fármaco. A cinética de libertação do fármaco associada a estas dinâmicas de camada de gel varia inicialmente de Fickian a anómala (não Fickian) e subsequentemente de quase constante (ordem quase zero) a constante. Em geral, dois factores principais controlam a libertação do fármaco do sistema de matriz controlada por inchamento. Estes factores incluem muitos dos processos a seguir indicados.

1. A taxa de infiltração de um meio aquoso na matriz, seguida de um processo de relaxamento (hidratação, gelatina ou inchaço).

2. A taxa de erosão da matriz.

Como resultado destes processos simultâneos, são evidentes duas frentes, uma frente de inchaço, onde o polímero se hidrata, e uma frente de erosão. O espaço entre estas duas frentes é designado por espessura da camada de difusão. A espessura da camada de difusão depende da velocidade selectiva a que as frentes de inchaço e de erosão se deslocam uma em relação à outra. Se o polímero se tornar lento, o solvente pode penetrar profundamente na matriz vítrea e dissolver o fármaco; por isso, a espessura da camada de gel e a sua estabilidade são essenciais para controlar a libertação do fármaco. O inchaço do comprimido de matriz HPMC foi maior para um peso molecular mais elevado. Atribuíram este facto ao grande volume hidrodinâmico ocupado pela cadeia de maior peso molecular quando hidratada. À medida que a cadeia polimérica se torna mais hidratada e o gel se torna mais diluído, a concentração de desemaranhamento pode ser atingida, ou seja, a concentração crítica de polímero abaixo da qual a cadeia polimérica se desemaranha e se separa da matriz gelificada.

1.15 Anti-histamínicos:

1.15.1 Histamina:

Há um anti-histamínico natural no seu armário que é melhor do que qualquer outro e é o melhor anti-histamínico conhecido pelo homem. A histamina é definida como um composto químico que as nossas células libertam em resposta a lesões, respostas imunitárias quando há uma reação alérgica, inflamação e exposição química. A histamina também ajuda a regular o intestino. A histamina não mastoide também actua como um neurotransmissor no nosso sistema nervoso. A histamina dos basófilos e dos mastócitos, uma vez libertada, provoca a contração dos músculos lisos, bem como a dilatação dos capilares. Nesta função, trata-se sobretudo de uma reação imunológica. A histamina tem uma ação protetora no organismo. Uma das principais acções é a correção de carências de potássio, sal e água. A histamina e os seus 5 ajudantes trabalham para manter a homeostasia no nosso corpo. A histamina é produzida em células especializadas do corpo conhecidas como mastócitos. Além disso, um tipo de glóbulo branco chamado basófilos produz histamina.

1.15.2 Anti-histamínico:

Se sofre de tosse alérgica, comichão na garganta ou dores de cabeça provocadas por alergias, está provavelmente muito familiarizado com o termo *ANTI-HISTAMÍNICO*. Mas sabe o que é que um anti-histamínico realmente faz?

Os anti-histamínicos são um grupo (classe) de medicamentos utilizados no tratamento de perturbações alérgicas e de algumas outras doenças. Incluem a acrivastina, a cetirizina, a desloratadina, a fexofenadina, a levocetirizina, a loratadina, a mizolastina, a alimemazina, a clorfenamina, a clemastina, a ciproheptadina, a hidroxizina, o cetotifeno e a prometazina. Estes medicamentos estão também disponíveis em várias marcas comerciais diferentes. Podem ser tomados sob a forma de comprimidos, xaropes ou sprays nasais, e alguns apresentam-se sob a forma de gotas para utilização nos olhos. Tem uma variedade de funções diferentes. Grandes quantidades de histamina são produzidas em células chamadas mastócitos, em locais onde o corpo entra em contacto com o ambiente exterior. Por exemplo, no nariz, na garganta, nos pulmões e na pele. Aqui, os mastócitos e a histamina fazem parte do sistema de defesa imunitária. (Enquanto que, no estômago, a histamina produzida pelas células que revestem o estômago ajuda a produzir ácido para a digestão dos alimentos). (Se a sua pele for danificada ou se o seu sistema imunitário detetar uma substância estranha, a histamina é libertada pelos mastócitos. A histamina liga-se a locais especiais (receptores) noutras células, denominados receptores H1. Isto desencadeia uma reação em cadeia que provoca uma ligeira fuga dos vasos sanguíneos da zona. Células e substâncias químicas especializadas, que defendem o corpo, podem agora aceder à zona. Embora esta seja uma resposta útil, também provoca vermelhidão, inchaço e comichão.

1. Fisiopatologia dos anti-histamínicos:

As reacções alérgicas, como a febre dos fenos (rinite alérgica sazonal), são causadas por uma hipersensibilidade ou reação excessiva do sistema imunitário a um determinado alergénio. Um alergénio é uma substância estranha ao organismo e que pode provocar uma reação alérgica em determinadas pessoas. Por exemplo, o pólen, o pelo, o bolor e alguns germes. Na maioria das pessoas, a reação imunitária a estas substâncias estranhas é normal e adequada. Mas nas pessoas alérgicas, é excessiva. Por exemplo, nas pessoas com febre dos fenos, o contacto com o pólen no nariz, na garganta e nos olhos faz com que os mastócitos libertem muito mais histamina do que o normal. Esta libertação excessiva de histamina produz os sintomas associados de comichão, inchaço, corrimento ocular, etc. Os anti-histamínicos actuam bloqueando fisicamente os receptores H1, impedindo a histamina de atingir o seu alvo. Os anti-histamínicos actuam bloqueando fisicamente os receptores H1, impedindo a histamina de atingir o seu alvo, o que diminui a reação do organismo aos alergénios e, por conseguinte, ajuda a reduzir os sintomas incómodos associados à alergia. Os anti-histamínicos são também utilizados no tratamento da sensação de enjoo (náuseas) e de estar doente (vómitos).

Nota: Os anti-histamínicos não devem ser confundidos com os bloqueadores H2, que reduzem a produção de ácido gástrico. Embora ambos os tipos de medicamentos bloqueiem as acções da histamina, actuam em receptores diferentes em sistemas diferentes do organismo

2. Classificação dos anti-histamínicos: De um modo geral, os anti-histamínicos foram classificados em dois grupos:

1 Anti-histamínicos de primeira geração ou sedativos

2 . **Anti-histamínicos** não sedativos ou de segunda geração

4. Efeitos secundários:

A maioria das pessoas que tomam anti-histamínicos não tem quaisquer efeitos secundários graves. Se os efeitos secundários

ocorrem, são normalmente de pouca importância. Os mais comuns são:

- Sonolência
- Dor de cabeça

- Tonturas
- Agitação
- Boca seca
- Visão turva
- Dificuldade em urinar (retenção urinária)
- Perturbações do estômago e do intestino (desconforto gastrointestinal)
- Vários outros medicamentos interagem por vezes com os anti-histamínicos. Por exemplo, alguns antidepressivos e alguns medicamentos antifúngicos. Por conseguinte, se estiver a tomar outros medicamentos, antes de tomar um anti-histamínico, consulte o seu médico ou farmacêutico para saber se existe o risco de uma interação. Se estiver a tomar um anti-histamínico, deve evitar o consumo de álcool, pois este pode agravar a sonolência.
- Para obter uma lista completa de todos os efeitos secundários e possíveis interacções associadas ao seu medicamento, consulte o folheto informativo que acompanha o seu medicamento.

5. Sintomas dos anti-histamínicos:

Os vírus da constipação e da gripe espalham-se:

Os vírus propagam-se quando uma pessoa infetada tosse ou espirra, expelindo gotículas infectadas com vírus a vários metros de distância. Estes vírus também podem viver em qualquer objeto que entre em contacto com uma pessoa infetada. Objectos como maçanetas de portas, telefones, toalhas e talheres podem espalhar um vírus dias depois de terem sido contaminados. Tocar no nariz, na boca ou nos olhos depois de manusear um objeto contaminado por um vírus irá provavelmente infectá-lo. Uma pessoa infetada com um vírus da gripe pode propagar a infeção um dia antes do aparecimento dos sintomas e até uma semana depois.

6. Tratamento com anti-histamínicos:

Embora não haja *cura* para a gripe depois de infetado, é possível tratar os sintomas da gripe e ajudar a acelerar a recuperação. Quando estiver com gripe, descanse bastante e aumente a ingestão de líquidos; este é o seu melhor tratamento depois de infetado. Para os sintomas de constipação e gripe, o Centro de Controlo e Prevenção de Doenças recomenda o seguinte:

- Descansar bastante
- Beber muitos líquidos
- Utilizar um humidificador limpo ou um vaporizador de névoa fria

- Evitar o tabaco, o fumo passivo e outros poluentes (químicos ou irritantes transportados pelo ar)

- Tomar acetaminofeno, ibuprofeno ou naproxeno para aliviar a dor ou a febre

Para crianças e adultos, os analgésicos de venda livre, os descongestionantes e os sprays nasais salinos podem ajudar a aliviar alguns sintomas. **Contac® Cold + Flu** pode ajudar a aliviar os sintomas resultantes de constipações e gripes em adultos e crianças com mais de 12 anos de idade. Os sintomas variam, por isso certifique-se de que escolhe a fórmula de Contac mais adequada para si.

7. Tipos de anti-histamínicos OTC disponíveis:

Anti-histamínicos OTC de primeira geração:

- Bromfeniramina (1 nome comercial: Dimetapp Cold and Allergy Elixir)
- Clorfeniramina (1 nome comercial: Chlor-Trimeton)
- Dimenidrinato (1 nome comercial: Dramamine)
- Difenidramina (2 nomes comerciais: Benadryl Allergy, Nytol, Sominex)
- Doxilamina (2 nomes comerciais: Vicks NyQuil, Alka-Seltzer Plus Night-Time Cold Medicine)

Anti-histamínicos OTC de segunda geração:

- Loratadina (2 nomes comerciais: Alavert, Claritin)
- Cetirizina (1 nome comercial: Zyrtec)
- Fexofenadina (1 nome comercial: Allegra)

Capítulo 2 Revisão da literatura

2. Revisão da literatura

Mohan *ET AL.,2012:* Este estudo teve como objetivo formular comprimidos de desintegração oral diretamente compressíveis de Cinnarizina com integridade mecânica suficiente, uniformidade de conteúdo e palatabilidade aceitável para ajudar os doentes de qualquer grupo etário a administrar facilmente. Foi estudado o efeito de concentrações variáveis de diferentes superdesintegrantes, como ágar, goma karaya e platago ovata, no tempo de desintegração. Finalmente, concluiu-se que foram obtidos comprimidos de desintegração oral diretamente compressíveis de cinarizina com menor friabilidade, sabor aceitável e tempos de desintegração mais curtos utilizando platagoovata em concentrações optimizadas.

Prajapati *ET AL.,2010:* Este estudo teve como objetivo formular comprimidos de desintegração oral diretamente compressíveis de cinarizina com integridade mecânica suficiente, uniformidade de conteúdo e palatabilidade aceitável para ajudar os doentes de qualquer grupo etário a administrar facilmente. Foi estudado o efeito de concentrações variáveis de diferentes superdesintegrantes, como a crospovidona, a croscarmelose sódica e o glicolato de amido sódico, no tempo de desintegração. Os estudos de calorimetria diferencial de varrimento não indicaram qualquer incompatibilidade entre os excipientes, quer durante a mistura quer após a compressão. Concluiu-se que se obtiveram comprimidos de desintegração oral diretamente compressíveis de cinarizina com menor friabilidade, sabor aceitável e tempos de desintegração mais curtos utilizando crospovidona em concentrações optimizadas.

Sehgal *ET AL.,2012:* A administração oral é a via mais popular devido à facilidade de ingestão, à prevenção da dor, à versatilidade e, mais importante ainda, à adesão do doente. Os FDT destinam-se e são concebidos para se desintegrarem e dissolverem na saliva e, em seguida, serem facilmente engolidos sem necessidade de água, o que constitui uma vantagem importante em relação à forma de dosagem convencional. Os comprimidos de dissolução rápida podem ser preparados por vários métodos convencionais, como a compressão direta, a granulação húmida, a moldagem, a secagem por pulverização, a liofilização e a sublimação. No passado recente, surgiram algumas das tecnologias patenteadas com um melhor desempenho, a adesão dos doentes e uma maior qualidade. Em 1986, surgiu a primeira tecnologia liofilizada de dissolução rápida. A análise abrange também os parâmetros de avaliação, incluindo os parâmetros de pré-compressão e pós-compressão e a embalagem dos FDT. Existem vários produtos OTC e Rx de dissolução rápida no mercado mundial, a maioria dos quais foi lançada nos últimos 3 a 4 anos. Também se registou um aumento significativo do número de novas entidades químicas em desenvolvimento que utilizam uma tecnologia de administração de medicamentos de dissolução rápida.

Gopalakrishnan *ET AL.,*: Nos últimos anos, registaram-se avanços científicos e tecnológicos na investigação e desenvolvimento de novos sistemas de administração de fármacos, ultrapassando problemas fisiológicos como tempos de residência gástrica curtos e tempos de esvaziamento gástrico imprevisíveis. Atualmente, são utilizadas várias abordagens para prolongar os tempos de residência gástrica, incluindo sistemas de administração de fármacos flutuantes, sistemas de dilatação e expansão, sistemas bioadesivos poliméricos, sistemas de forma modificada, sistemas de alta densidade e outros dispositivos de esvaziamento gástrico retardado. Esta revisão explica sucintamente os aspectos da formulação, a avaliação de vários sistemas flutuantes de administração de fármacos e a aplicação destes sistemas.

Nitesh *ET AL.*,**2010:** Os comprimidos orais dispersíveis de cinarizina foram preparados pelo método de compressão direta com vista a melhorar a adesão do doente. Foram utilizados cinco superdesintegrantes diferentes, nomeadamente crosspovidona, glicolato de amido sódico, croscarmelose sódica e hidroxipropilcelulose de baixa substituição (L-HPC) e amido pré-gelatinizado, juntamente com celulose microcristalina (Avicel PH 102) e manitol diretamente compressível (pearlitol SD-200), o que melhora a sensação na boca. Foram preparadas quinze formulações com superdisintegrantes em diferentes níveis de concentração. Estes comprimidos foram avaliados quanto ao teor de fármaco, variação de peso, friabilidade, dureza, tempo de humedecimento e tempo de desintegração in vitro. Entre as formulações, os comprimidos do lote F9 contendo crospovidona (a 4,5%) apresentaram propriedades organolépticas superiores, juntamente com um excelente tempo de desintegração in vitro e libertação do fármaco, em comparação com as outras formulações. Concluiu-se que a técnica de adição de superdesintegrantes é um método útil para preparar comprimidos orais dispersíveis pelo método de compressão direta.

Shaha *ET AL.,2009:* Nos últimos anos, em particular nas duas últimas décadas, tem sido dedicada muita investigação tecnológica e científica ao desenvolvimento de sistemas de administração oral de fármacos com taxa controlada para ultrapassar problemas fisiológicos, tais como tempos de residência gástrica (TRG) curtos e tempos de esvaziamento gástrico (TGE) imprevisíveis, a fim de poder formular formas de dosagem gastro-retentivas, que permitam a administração de fármacos com uma "janela de absorção" restrita, que são absorvidos numa porção específica do trato gastrointestinal. Atualmente, estão a ser utilizadas várias abordagens para prolongar o TAB, incluindo sistemas flutuantes de administração de fármacos (FDDS), também conhecidos como sistemas hidrodinamicamente equilibrados (HBS), sistemas de dilatação e expansão, sistemas de alta densidade e outros dispositivos de esvaziamento gástrico retardado. Nesta revisão, são discutidos os desenvolvimentos actuais e recentes dos FDDS, incluindo sistemas de administração patenteados e produtos comercializados.

Rajesh *ET AL.,2006:* Para estudar a libertação de fármacos a partir de formas de dosagem flutuantes e, simultaneamente, examinar o efeito da alteração do pH em fármacos fracamente básicos e pouco solúveis, foi desenvolvido um novo sistema de dissolução multicompartimental através da modificação de béqueres. O sistema consiste em três compartimentos colocados em série, fornecendo o compartimento gástrico, intestinal e de absorção para imitar a dissolução e absorção in vivo no trato gastrointestinal. A libertação controlada flutuante de um fármaco fracamente solúvel e fracamente básico pode proporcionar benefícios biomédicos consideráveis em relação à formulação convencional de comprimidos, o que foi demonstrado pelo novo sistema multicompartimental proposto. A variabilidade do volume nos compartimentos gástrico e intestinal foi estudada através de outras modificações no aparelho. O sistema proposto pode proporcionar uma boa correlação in vivo - in vitro, uma vez que podem ser feitas tentativas para imitar as condições in vivo, tais como o volume gástrico, a secreção gástrica, o esvaziamento gástrico para o intestino e a absorção intestinal.

Sharma *ET AL.,2011:* O conceito subjacente ao desenvolvimento de um novo sistema de administração em certos inconvenientes da forma de dosagem convencional e para ultrapassar certos aspectos relacionados com as propriedades físico-químicas da molécula do fármaco e com o desenvolvimento da formulação. O sistema de libertação controlada de fármacos flutuantes é um sistema de libertação promissor para um candidato a fármaco com uma janela de absorção limitada, fármacos pouco solúveis e insolúveis, fármacos que são libertados localmente no estômago e apresentam degradabilidade no cólon ou fraca absorção pelo cólon. O sistema de administração de fármacos flutuante é um sistema de administração de fármacos gastroretentivos que permite a administração controlada contínua de fármacos pouco solúveis no local de absorção. Esta revisão apresenta o cenário detalhado relacionado com o sistema flutuante de administração de fármacos, com as suas vantagens em relação ao sistema convencional de administração de fármacos e também as suas limitações, que são úteis para o desenvolvimento de formas de dosagem. O objetivo desta revisão abrangente é compilar o trabalho realizado neste sistema de administração. O que fornece informações valiosas relacionadas com o aspeto da formulação para conseguir a retenção gástrica e discute os vários factores que a afectam e a ultrapassam.

Shidhaye *ET AL.,2008:* Este estudo teve como objetivo desenvolver um sistema flutuante de libertação sustentada de cinnarizina *EM* suspensão gelatinosa *IN-SITU*. A cinarizina tem uma meia-vida de 36 horas e a dose necessária é de 30 mg três vezes por dia. Assim, foi desenvolvido um sistema de libertação sustentada do fármaco para doentes pediátricos. Foram preparadas diferentes formulações de cinarizina, contendo diferentes concentrações de agente gelificante, como alginato de sódio e carbonato de cálcio. O polissorbato 80 foi utilizado como agente molhante e o metilparabeno foi adicionado como conservante. O citrato de sódio foi utilizado para evitar a gelificação fora do ambiente gástrico. A formulação contendo 4% de alginato de sódio e 0,5% de carbonato de cálcio apresentou a melhor capacidade de gelificação. A libertação do fármaco foi estudada por teste de taxa de dissolução com fluido gástrico simulado a pH 1,2 utilizando o aparelho USP 24 tipo II a 50 rpm para avaliar o padrão de libertação desejado. A suspensão mostrou um comportamento pseudoplástico, gelificação instantânea, libertação de 98,90% em 12 horas, capacidade de flutuação instantânea com duração de flutuação superior a 24 horas em tampão de pH 1,2. Assim, foi formulado um sistema de libertação de fármacos flutuante de libertação sustentada de suspensão gelificante *IN-SITU* de cinarizina com uma ação sustentada do fármaco durante 12 horas.

Radke ***ET AL.,2008:*** A cinarizina é o fármaco mais eficaz para o tratamento do enjoo de movimento, sendo um antagonista seletivo do cálcio que inibe o influxo de cálcio itracelularmente. Os pellets de cinarizina foram preparados pela técnica de estratificação de pó, utilizando a cinarizina como ingrediente ativo e Eudragit RS-100, Eudragit RL-100, etilcelulose como agente de revestimento, com propilenoglicol como plastificante e PVPK-30 como aglutinante. O teor de fármaco foi estimado espectrofotometricamente a 254 nm. Os pellets preparados foram ainda avaliados quanto à textura da superfície por microscopia eletrónica de varrimento, uniformidade do diâmetro, espessura e peso, padrão de libertação do fármaco invitro e estabilidade a curto prazo. Os granulados revestidos com 10% de Eudragit RS-100 apresentaram resultados promissores, libertando mais de 95% do fármaco durante 12 horas. Este estudo concluiu que a técnica de estratificação do pó pode ser utilizada para conceber sistemas de libertação sustentada de fármacos que libertem o fármaco durante um período de 12 horas.

Kanzariya ***ET AL.,2014:*** O objetivo do presente estudo é formular os comprimidos flutuantes gastro-retentores contendo cinarizina, que permaneceriam no estômago e/ou na parte superior do TGI durante um período de tempo prolongado, com vista a maximizar a solubilidade do fármaco, necessária para a sua absorção.

Mehta ***ET AL.,2012:*** A incorporação de fármacos fracamente básicos, que exibem solubilidade dependente do pH, em sistemas orais de libertação sustentada mostra perfis de libertação dependentes do pH. A libertação de fármacos fortemente inibida em meios básicos pode ser aumentada através da criação de um microambiente ácido utilizando excipientes ácidos, o que foi explorado através da incorporação de ácido fumárico e ácido cítrico como acidificantes no presente estudo. Foi aplicado um desenho fatorial completo para estudar os efeitos de diferentes proporções de acidificantes e a otimização dos comprimidos de matriz de cinarizina. O estudo da dissolução do fármaco foi efectuado utilizando uma célula de fluxo modificada, fabricada para manter a condição de afundamento durante todo o estudo. A presença de acidificantes foi verificada através da medição do pH da superfície do comprimido. O ácido cítrico conseguiu ultrapassar eficazmente a solubilidade dependente do pH em comparação com o ácido fumárico, mas esgotou-se rapidamente da matriz, ao passo que o ácido fumárico conseguiu reter-se na matriz durante mais tempo, mas mostrou uma menor capacidade de acidificação. Assim, a seleção adequada de acidificantes pode proporcionar perfis de libertação independentes do pH de fármacos fracamente básicos como a cinarizina.

Nagarwal ***ET AL.,2010:*** Foi estudada uma forma de dosagem oral de libertação sustentada de cinarizina HCl (CNZ) com base em comprimidos de matriz flutuante gástrica. A libertação de CNZ de diferentes formulações de matriz flutuante contendo quatro graus de viscosidade de hidroxipropilmetilcelulose, alginato de sódio ou óxido de polietileno, e agente de formação de gás (bicarbonato de sódio ou carbonato de cálcio) foi estudada em fluido gástrico simulado (pH 1,2). Os dados de libertação de CNZ dos comprimidos da matriz foram analisados cineticamente utilizando os modelos de Higuchi, Peppas, Weibull e Vergnaud. A partir da absorção de água, dos estudos de erosão da matriz e dos dados de libertação do fármaco, o mecanismo global de libertação pode ser explicado como resultado da rápida hidratação do polímero na superfície do comprimido flutuante e da formação de uma camada de gel em torno da matriz que controla a penetração de água no seu centro. Com base nos dados de libertação in vitro, o lote HP1 (CNZ, HPMC-K100LV, SBC, LTS e MgS) foi submetido a estudos de biodisponibilidade em coelhos e foi comparado com a suspensão de CNZ. Concluiu-se que a maior biodisponibilidade da HP1 se deveu à sua maior retenção no ambiente gástrico do animal testado. Lote no. HP1 do comprimido flutuante em coelhos demonstrou que o comprimido flutuante CNZ pode ser uma formulação de libertação sustentada de 24 horas.

Khan ***ET AL.,2010:*** O esvaziamento gástrico é um processo complexo e torna incerto o desempenho in vivo dos sistemas de administração de fármacos. Para evitar esta variabilidade, foram feitos esforços para aumentar o tempo de retenção dos sistemas de administração de fármacos durante mais de 12 horas. Os sistemas de libertação de fármacos flutuantes ou hidrodinamicamente controlados são úteis para esta aplicação. Do ponto de vista da formulação e da tecnologia, o sistema flutuante de administração de fármacos é uma abordagem comparativamente fácil e lógica. A presente revisão aborda brevemente os sistemas flutuantes de administração de fármacos. Também resume os métodos de avaliação de várias formas de dosagem flutuantes e as aplicações destes sistemas.

Capítulo 3 Investigação prevista e plano de trabalho

3.1. Investigação prevista

3.1.1 Fundamentação para a seleção da doença:

Os anti-histamínicos são um grupo (classe) de medicamentos utilizados no tratamento de perturbações alérgicas e de algumas outras doenças. Incluem a acrivastina, a cetirizina, a desloratadina, a fexofenadina, a levocetirizina, a loratadina, a mizolastina, a alimemazina, a clorfenamina, a clemastina, a ciproheptadina, a hidroxizina, o cetotifeno e a prometazina. Estes medicamentos também estão disponíveis em várias marcas comerciais diferentes. Podem ser tomados sob a forma de comprimidos, xaropes ou sprays nasais, e alguns apresentam-se sob a forma de gotas para utilização nos olhos. Tem uma variedade de funções diferentes. Grandes quantidades de histamina são produzidas em células chamadas mastócitos, em locais onde o corpo entra em contacto com o ambiente exterior. Por exemplo, no nariz, na garganta, nos pulmões e na pele. Aqui, os mastócitos e a histamina fazem parte do seu sistema de defesa imunitária.

3.1.2 Fundamentação para a seleção do medicamento:

A cinarizina é um medicamento derivado da piperazina, caracterizado como um anti-histamínico e um bloqueador dos canais de cálcio. A cinarizina foi sintetizada pela primeira vez pela Janssen Pharmaceutica em 1955. A denominação comum deriva do nome latino para a erva-pau, o género de gramíneas -cinna, enquanto "riza" significa "raízes", pelo que a substância foi originalmente obtida a partir de raízes de erva-pau. Não está disponível nos Estados Unidos ou no Canadá. É fabricada e comercializada no Bangladesh sob a designação comercial de Suzaraon pela Rephco Pharmaceuticals Limited. Foi também citado como um dos medicamentos mais utilizados para o enjoo na Marinha Real Britânica.

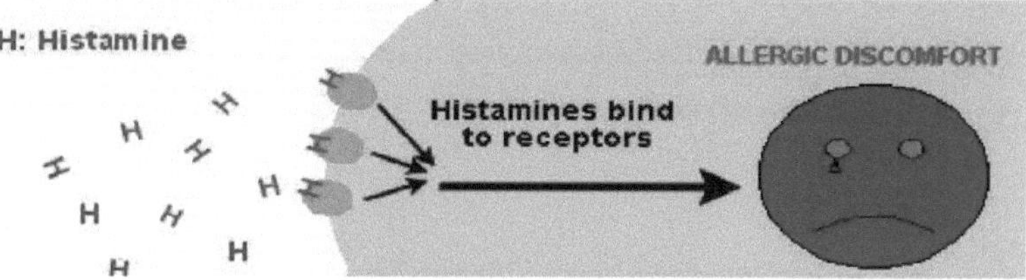

Fig:3.1 Mecanismo de ação dos anti-histamínicos

Os nervos situados no interior do ouvido enviam mensagens ao cérebro com informações sobre os seus movimentos. Juntamente com as mensagens dos seus olhos e músculos, estes nervos ajudam o seu corpo a manter um bom sentido de equilíbrio. Se os nervos de um dos ouvidos enviarem demasiadas, poucas ou erradas mensagens para o cérebro, isso entra em conflito com as mensagens enviadas pelo outro ouvido, pelos olhos ou pelo corpo. O seu cérebro fica então confuso e isso pode causar tonturas, *vertigens* (uma sensação de rotação), *zumbidos* (um zumbido nos ouvidos) e pode fazê-lo sentir-se doente.

3.1.3 Fundamentação para a seleção da forma de dosagem:

Os comprimidos do tipo matriz fornecem um perfil de libertação (libertação sustentada) no mesmo local do TGI. Os fármacos também podem ser incorporados nesta forma de dosagem, independentemente da incompatibilidade. Para um fármaco a libertar lentamente, este é preparado sob a forma de grânulos e depois revestido com um polímero para obter um perfil de libertação sustentada; para um fármaco a libertar imediatamente, este é adicionado juntamente com um polímero diferente e comprimido para formar o comprimido de tipo matriz de libertação SR. Atualmente, a cinarazina está disponível em formulação SR, mas para o tratamento de anti-histamínicos, vertigens e enjoo de movimento é necessário que o perfil da cinarazina SR mostre uma ação adequada. Assim, para preparar uma forma de dosagem de comprimidos de libertação sustentada do tipo matriz. O comprimido é uma boa escolha porque, no comprimido do tipo matriz de libertação de SR, tanto a libertação rápida como o perfil gastroretantivo (para o tratamento de anti-histamínicos)

3.1.4 Problema de Cinnarazine Situated:

Para além dos seus efeitos úteis, a maioria dos medicamentos pode causar efeitos secundários indesejáveis, embora

nem toda a gente os sente. Estes geralmente melhoram à medida que o seu corpo se adapta ao novo medicamento, mas fale com o seu médico ou farmacêutico se algum dos seguintes efeitos secundários continuar ou se tornar incómodo.

3.1.5 Efeitos secundários:

A maioria das pessoas que tomam anti-histamínicos não tem quaisquer efeitos secundários graves. Se ocorrerem, os efeitos secundários são geralmente ligeiros. Os mais comuns são:

- Sonolência
- Dor de cabeça
- Tonturas
- Agitação
- Boca seca
- Visão turva

- Dificuldade em urinar (retenção urinária)
- Perturbações do estômago e do intestino (desconforto gastrointestinal)
- Vários outros medicamentos interagem por vezes com os anti-histamínicos. Por exemplo, alguns

antidepressivos e alguns medicamentos antifúngicos. Por conseguinte, se estiver a tomar outros medicamentos, antes de tomar um anti-histamínico, consulte o seu médico ou farmacêutico para saber se existe o risco de uma interação. Se estiver a tomar um anti-histamínico, deve evitar o consumo de álcool, pois este pode agravar a sonolência.

- Para obter uma lista completa de todos os efeitos secundários e possíveis interacções associadas ao seu medicamento, consulte o folheto informativo que acompanha o seu medicamento

3.2 Plano de trabalho:

3.2.1 Estudos de pré-formulação:

1. Identificação do medicamento:

- Aspeto físico
- Ponto de fusão
- Estudos de solubilidade
- Determinação do coeficiente de partição
- Peso molecular do medicamento
- Identificação UV
- Infravermelho com transformada de Fourier (FTIR)

3.2.2 Preparação dos grânulos:

2. Caracterização de grânulos:

- Ângulo de repouso
- Densidade a granel
- Densidade de rosca
- Índice de Carr
- Rácio de Hausner
- Estudos de interação fármaco-excipiente

- Estudo de compatibilidade utilizando a calorimetria diferencial de varrimento (DSC)
- Infravermelho com transformada de Fourier (FTIR)

3.3 Estudos de pré-compressão da formulação de libertação sustentada:

3.4 Preparação de comprimidos de libertação sustentada:

3.5 Estudos de pós-formulação/caraterização

- Espessura
- Teste de desintegração
- Ensaio de dureza
- Teste de friabilidade
- Comportamento de inchamento de comprimidos de matriz:
- Teste de variação de peso e seu limite de acordo com a USP - XV
- Estudos de erosão
- Conteúdo do medicamento
- Força de compressão
- Forma do comprimido
- Teste de dissolução in-vitro
- Estudo de estabilidade do medicamento

Capítulo 4 Perfil do medicamento e do excipiente

4. Medicamento - Perfil do Excipiente:

4.1 Perfil do medicamento:

4.1.1 Cinnarazina: [48]

Descrição: A cinarizina é um medicamento derivado da piperazina, caracterizado como anti-histamínico e bloqueador dos canais de cálcio. A cinarizina foi sintetizada pela primeira vez pela Janssen Pharmaceutica em 1955. A denominação comum deriva do nome latino para a erva-pau, o género de gramíneas -cinna, enquanto "riza" significa "raízes", pelo que a substância foi originalmente obtida a partir de raízes de erva-pau. Não está disponível nos Estados Unidos ou no Canadá. É fabricada e comercializada no Bangladesh sob a designação comercial de Suzaraon pela Rephco Pharmaceuticals Limited. Foi também citado como um dos medicamentos mais utilizados para o enjoo na Marinha Real Britânica.

Estrutura química:

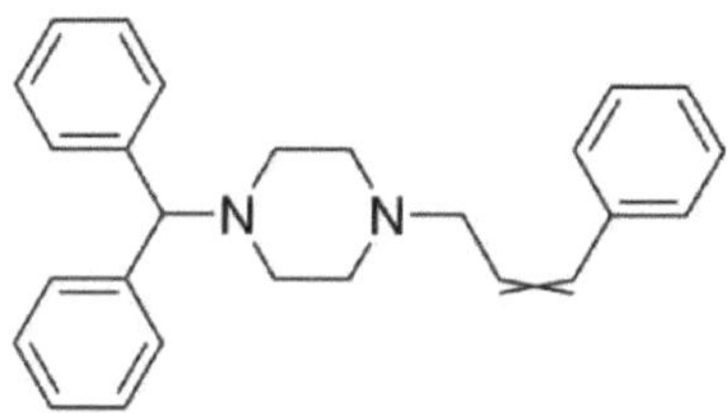

Fórmula molecular: : $C_{26}H_{28}N_2$

Peso molecular: 368,514g/mol

Nome IUPAC: 1-benzidrilo-4-cinamil-piperazina

Categorias: Anti-histamínico

Ponto de fusão: 118-122°C

Solubilidade: É muito solúvel em etanol e clorofórmio e ligeiramente solúvel em água.

pKa: 9,85

log P: 5,7 base

Farmacologia: A cinarazina é um anti-histamínico utilizado principalmente para o controlo de náuseas e vómitos devidos à doença dos iões motores. A cinarazina pode também ser considerada um medicamento neotrópico devido às suas capacidades vasorelaxantes (devido ao bloqueio dos canais de cálcio), que ocorrem sobretudo no cérebro. Também é eficazmente combinada com outros neotrópicos, principalmente com o piracetam, em que cada fármaco potencia o outro para aumentar o fornecimento de oxigénio ao cérebro.

Mecanismo de ação: A cinarazina liga-se ao recetor H1 da histamina e aos receptores muscarínicos de acetilcolina. A cinarazina também inibe a contração das células musculares lisas vasculares através do bloqueio dos canais de cálcio do tipo L. A cinarazina também tem sido implicada na ligação aos receptores da dopamina D2.

Absorção: A cinarazina é rápida e extensivamente absorvida após administração oral. Após administração oral, a semi-vida de eliminação terminal média aparente da cinarazina varia geralmente entre 3 e 4 horas.

Volume de distribuição: A cinarazina é mais de 8% não ligada ao plasma. A ligação às proteínas plasmáticas é independente da concentração ao longo do intervalo terapêutico. A cinarazina é um composto lipofílico, com um volume de distribuição no estado estacionário de aproximadamente 1 l a 1,8. A depuração oral aparente varia entre 45-75 ml/min.

Ligação a proteínas: 275 +/- 36 mg/mL,

Metabolismo: Principalmente pelo CYP2D6 em reação oxidativa. Os metabolitos da cinarazina são excretados principalmente através da urina.

Via de eliminação: Após administração oral, a meia-vida de eliminação da cinarazina varia geralmente de 3 a 4 horas. A droga é metabolizada no fígado e excretada principalmente pela urina (70%) e pelas fezes (20%).

Indicações: A cinarazina é utilizada para o tratamento de vertigens / doença de Ménière, náuseas e vómitos, enjoos e também é útil para sintomas vestibulares de outras origens.

Contra-indicações: A cinarizina deve ser utilizada com precaução em: idosos, mulheres grávidas ou a amamentar, doentes com problemas hepáticos ou renais, doença de Parkinson ou uma doença do sangue chamada porfíria aguda. Não deve ser utilizado em: pessoas alérgicas à cinarizina ou a qualquer outro componente do medicamento, e em crianças com menos de 5 anos de idade.

Efeitos adversos:

- Sentir-se sonolento
- Estômago ou digestão perturbados
- Dor de cabeça
- Boca seca
- Aumento da transpiração

- Aumento de peso
- Comichão na pele, por vezes com feridas na boca
- Erupções cutâneas
- Amarelecimento da pele ou dos olhos (iterícia)
- Movimentos bruscos ou lentos, rigidez muscular ou tremores
- Inquietação
- Mais saliva do que o normal
- Tremores ou movimentos invulgares da língua, face, boca, maxilar ou garganta, ou revirar dos olhos
- Depressão.

Interação medicamentosa: Antes de utilizar este medicamento, informe o seu médico ou farmacêutico de todos os produtos que esteja a utilizar, especialmente de:

- Antidepressivos (por exemplo, inibidores da monoamina oxidase [IMAO], incluindo o IMAO reversível, moclobemida, e antidepressivos tricíclicos, como a amitriptilina) .
- Medicamentos utilizados para tratar a insónia ou a ansiedade.

Com base na revisão da literatura, foram planeadas as experiências para estudar a solubilidade, o comportamento e outros parâmetros associados.

Meia-vida: 3 a 4 horas

Armazenamento: Armazenar num local fresco e seco, afastado do calor e da luz directos.

4.2 Perfil do excipiente: [49-51]

4.2.1 Hidroxipropilmetilecelulose (HPMCK100M):

Os transportadores poliméricos mais utilizados em matrizes hidrofílicas de libertação lenta continuam a ser os éteres de celulose[1] , sendo que mais de 50% das actuais formulações de libertação lenta em dose sólida no mercado europeu utilizam hidroxipropilmetilcelulose (HPMC).

Sinónimos: Benecel, MHPC, E464, hidroxipropilmetilcelulose, HPMC, Methocel, éter de metilcelulose propilenoglicol, metil hidroxipropilcelulose, Metolose;

Tylopur.

Nome químico: Éter metílico hidroxipropílico de celulose

Fórmula empírica: A hipromelose é um produto parcialmente O-metilado e O-(2-

hidroxipropilado) celulose.

Fórmula estrutural: em que R é H, CH3, ou CH3CH(OH)CH2

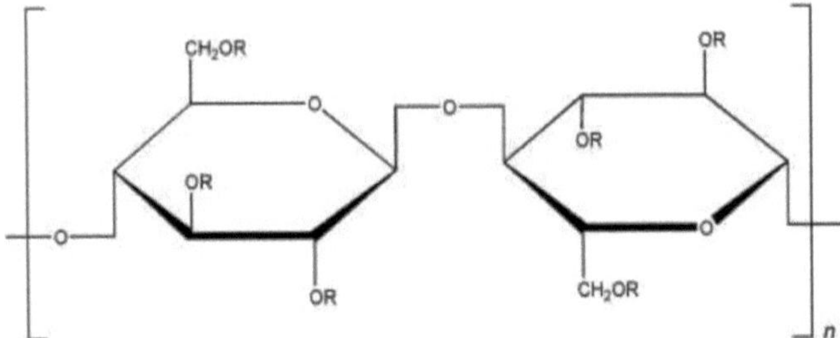

Peso molecular: O peso molecular é de aproximadamente 10000-1500000.

Categoria funcional: Agente de revestimento; formador de película; polímero de controlo da taxa de libertação sustentada; agente estabilizador; agente de suspensão; aglutinante de comprimidos; agente de aumento da viscosidade.

Descrição: A hipromelose é um pó fibroso ou granular branco ou branco-creme, inodoro e insípido.

Teor de humidade: A hipromelose absorve a humidade da atmosfera; a quantidade de água absorvida depende do teor de humidade inicial e da temperatura e humidade relativa do ar circundante.

Solubilidade:O HPMC é quase insolúvel em etanol anidro, éter etílico e acetona. É dissolvido em água fria para formar uma solução transparente ou ligeiramente turva. O HPMC pode ser dissolvido em alguns solventes orgânicos e também em solventes mistos de água e solventes orgânicos.

Propriedades típicas:

Acidez/alcalinidade: pH = 5,5-8,0 para uma solução aquosa a 1% p/p.

Cinzas: 1,5-3,0%, consoante o grau e a viscosidade.

Temperatura de auto-ignição: 360°C

Densidade (a granel): 0,341 g/cm3

Densidade (vazada): 0,557 g/cm3

Densidade (verdadeira): 1,326 g/cm3

Ponto de fusão: acastanha a 190-200°C; carboniza a 225-230°C. Transição vítrea

Temperatura: 170-180°C.

Gravidade específica: 1,26

Incompatibilidades: A hipromelose é incompatível com alguns agentes oxidantes. Uma vez que é não-iónica, a hipromelose não se complexará com sais metálicos ou orgânicos iónicos para formar insolúveis.

Aplicações na formulação ou tecnologia farmacêutica:

A hipromelose é amplamente utilizada em formulações farmacêuticas orais, oftálmicas e tópicas. Nos produtos orais, a hipromelose é utilizada principalmente como aglutinante de comprimidos, no revestimento de películas e como matriz para utilização em formulações de comprimidos de libertação prolongada. Concentrações entre 2% e 5% w/w podem ser usadas como aglutinante em processos de granulação húmida ou seca. Os graus de viscosidade elevados podem ser utilizados para retardar a libertação de fármacos de uma matriz a níveis de 1080% p/p em comprimidos e cápsulas. A hipromelose é também utilizada como agente de suspensão e espessamento em formulações tópicas. Em comparação com a metilcelulose, a hipromelose produz soluções aquosas de maior clareza, com menos fibras não dispersas presentes, sendo por isso preferida em formulações para uso oftálmico. A hipromelose, em concentrações entre 0,45-1,0% p/p, pode ser adicionada como agente espessante a veículos para colírios e soluções de lágrimas artificiais. A hipromelose é também utilizada como emulsionante, agente de suspensão e agente estabilizador em géis e pomadas de uso tópico. Como coloide protetor, pode impedir que as gotículas e partículas se coalesçam ou aglomerem, inibindo assim a formação de sedimentos.

Libertação do fármaco: Quando os polímeros HPMC nas suas matrizes são expostos a um meio aquoso, sofrem uma rápida hidratação e relaxamento da cadeia, formando uma camada gelatinosa viscosa, normalmente designada por camada de gel, nas superfícies do comprimido.[3] A não formação de um gel uniforme e coerente pode provocar uma libertação rápida do fármaco. São as características físico-químicas subsequentes desta camada de gel que controlam a absorção de água e o mecanismo de libertação do fármaco da matriz.

Estabilidade e condições de armazenamento: O pó de hipromelose é um material estável, embora seja higroscópico após a secagem. As soluções são estáveis a pH 3-11. O aumento da temperatura reduz a viscosidade das soluções. A hipromelose sofre uma transformação sol-gel reversível após aquecimento e arrefecimento, respetivamente. O ponto de gel é de 50-90°C, dependendo do grau e da concentração do material. A hipromelose em pó deve ser armazenada num recipiente bem fechado, num local fresco e seco.

4.2.2 Polivinilpirrolidona PVP (K):

Sinónimos: Polividona, Povidona, CoPolividona, PVPP, CrosPolividona, polímero de 1-vinil-2-pirrolidiona.

Nome químico: 1-etenilpirrolidina-2-ona

Densidade: 1,2g/cm3

Aspeto: Pó branco a amarelo, poder amorfo higroscópico.

Valor K[*1] : 27,0~33,0

Teor de sólidos, %: ≥**95**,0

Teor de água, %: <5,0

Teor de monómero residual, ppm: <100

pH[*2] **:** 3,0~7,0

Fórmula empírica: C3H7

Fórmula de estrutura:

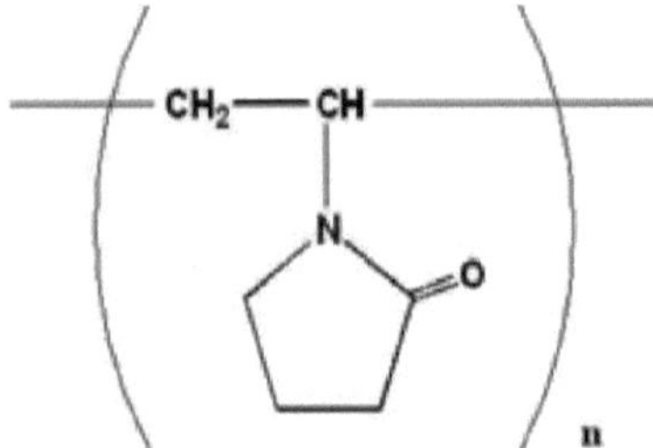

Peso molecular: (C6H9NO)n

Categoria funcional: Aglutinante, melhorador de solubilidade, estabilizador, aditivos alimentares.

Descrição: A povidona é normalmente utilizada em conjunto com outros produtos químicos. Alguns destes, como o iodo, são responsabilizados por reacções alérgicas, embora os resultados dos testes em alguns doentes não mostrem sinais de alergia ao produto químico suspeito. As alergias atribuídas a estes outros químicos podem possivelmente ser causadas pelo PVP.

Solubilidade: O PVP é solúvel em água e noutros solventes polares. Quando seco, é um pó higroscópico leve e escamoso, que absorve facilmente até 40% do seu peso em água atmosférica. Em solução, tem excelentes propriedades molhantes e forma facilmente películas. Isto torna-o bom como um revestimento ou um aditivo para revestimentos.

Ponto de fusão: 150 a 180°C

O PVP também é utilizado em muitas aplicações técnicas:

- Como agente espessante em géis de branqueamento dentário.
- Como auxiliar para aumentar a solubilidade dos fármacos em formas de dosagem líquidas e

semi-líquidas (xaropes, cápsulas moles de gelatina) e como inibidor da recristalização.

- Como aditivo ao tampão de extração de ARN da Doro
- como aglutinante e agente de complexação em aplicações agrícolas, tais como proteção de culturas, tratamento de sementes e revestimento.
- Como emulsionante e desintegrante para polimerização em solução.

Estabilidade e condições de armazenamento: É estável e deve ser armazenado num recipiente bem fechado, num local fresco e seco. [55]

4.2.3 Estearato de magnésio:

O estearato de magnésio é o composto de magnésio com uma mistura de ácido orgânico sólido que consiste numa proporção variável de estearato de magnésio e palmitato de magnésio.

Sinónimos: Octadecanoato de magnésio, ácido octadecanóico, sal de magnésio, ácido esteárico.

Nome químico: Ácido octadecanóico

Densidade: 1,026 g/cm^3

Fórmula empírica: $C_{36}H_{70}MgO_4$

Peso molecular: 591,34 g/mol

Categoria funcional: Lubrificante de comprimidos e cápsulas

Descrição: Trata-se de um pó muito fino, branco claro, precipitado ou moído, impalpável, de baixa densidade aparente, com um ligeiro odor a ácido esteárico e um sabor caraterístico. O pó é gorduroso ao tato e adere facilmente à pele.

Solubilidade: Praticamente insolúvel em éter, etanol e água. Ligeiramente solúvel em benzeno quente e etanol quente.

Ponto de fusão: 117-150°C

Tabela 4.1: Utilizações do estearato de magnésio com base na concentração:

Utilizações	Concentração
Lubrificante para comprimidos e cápsulas	0.25 % & 25%

Estabilidade e condições de armazenamento: É estável e deve ser armazenado num recipiente bem fechado, num local fresco e seco. [55]

4.2.4 Álcool isopropílico:

IPA é um nome comum para um composto químico com a fórmula molecular C3 H8 O ou C3 H7 OH. É um composto químico incolor, inflamável e com um odor forte.

Fórmula empírica: C3 H8 O

Densidade: 786,00 kg/cm^3

Ponto de ebulição: 82,5°C

Ponto de fusão: -89°C

Massa molar: 60,1 g/mol

Estado físico: Líquido

Odor: Odor agradável semelhante ao de uma mistura de metanol e acetona.

Solubilidade: Facilmente solúvel em água, água quente, metanol, éter dietílico, n-octanol e acetona. Insolúvel em solução salina, solúvel em benzeno, miscível com a maioria dos solventes orgânicos, incluindo álcool, álcool etílico, clorofórmio.

Utilizações: Algum IPA é utilizado como intermediário químico. O IPA pode ser convertido em acetona, mas o processo é mais significativo. Também é utilizado como agente de granulação, solvente de extração, etc.

4.2.5 Lactose:

A lactose é um açúcar dissacárido derivado da galactose e da glucose que se encontra no leite.

A lactose constitui cerca de 2-8% do leite, embora a sua quantidade varie consoante as espécies e os indivíduos, existindo também leite com uma quantidade reduzida de lactose

Sinónimos: Alfa-lactose, lactose anidra, açúcar do leite, lactobiose, 1-beta-D- Galactopiranosil-4-alfa-D-glucopiranose, 4-O-beta-D-Galactopiranosil-alfa-D-glucopiranose, alfa-D-glucopiranose, 4-O-beta-D- Galactopiranosil.

Nome químico:

Densidade: 1,52 g/cm^3

Fórmula empírica: C12H22O11

Estrutura:

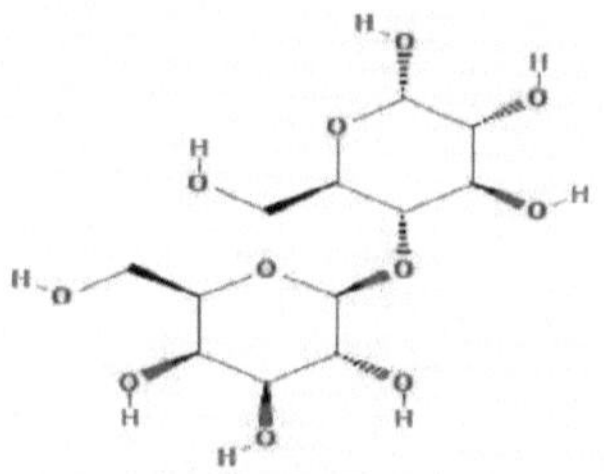

Peso molecular: 342,29648 g/mol

Categoria funcional: O principal hidrato de carbono no leite da maioria das espécies de mamíferos é o dissacárido redutor, a lactose, que é composto por galactose e glucose ligadas por uma ligação glicosídica β1→4. A sua concentração varia de 0 a ~ 10%, p/p, e o leite é a única fonte significativa de lactose conhecida.

Descrição: A lactose é um açúcar dissacárido derivado da galactose e da glucose que se encontra no leite. A lactose constitui cerca de 2-8% do leite, embora a quantidade varie entre espécies e indivíduos, e também existe leite com uma quantidade reduzida de lactose.

Solubilidade: É solúvel em água e etanol.

Ponto de fusão: 202,8 °C

Estabilidade e condições de armazenamento: É estável e deve ser armazenado num recipiente bem fechado, num local fresco e seco.

Capítulo 5 Metodologia

5. Estudo de pré-formulação:

5.1 Materiais:

Tabela 5.1: Tabela que mostra a lista de ingredientes/produtos químicos/instrumentos

S.N.	Utilização	Ingredientes
1.	Ingrediente ativo	Fármaco - Cinnarazina
2.	Agente aglutinante de polímeros	HPMC(K100m)
3.	Solubilidade Aumentar a taxa de venda Retardamento	PVP(k)
4.	Agente de granulação	Isopropilo Alcohal
4.	Lubrificante	Estereato de magnésio
5.	Enchimento	Lactose
		Produtos químicos
7.	Estudos de pré-formulação	Etanol absoluto
8.	Estudos de pré-formulação	HCl
9.	Estudos de pré-formulação	n-Hexano
10.	Estudos de pré-formulação	Dioxano
		Instrumentos
11.	Estudos de pré-formulação	Espectrofotómetro UV-Vis :- Shimadzu Corporation, Kyoto, Japão

5.2 Estudos de pré-formulação:

Os ensaios de pré-formulação são o primeiro passo na investigação e desenvolvimento de novas formas de dosagem. Envolve todos os estudos baseados num novo composto medicamentoso com o objetivo de produzir informações úteis para a formulação de uma forma de dosagem estável, biofarmaceuticamente adequada e eficiente. Estes estudos foram efectuados em termos de testes de identificação (aspeto físico, ponto de fusão e espectros de IV), perfil de solubilidade e estimativa quantitativa do fármaco. [6[5], 1]

5.2.1 Identificação do medicamento:

5.2.1.1 Aspeto físico:

Através de uma inspeção visual, o aspeto físico do medicamento puro foi efectuado de acordo com a United State Pharmacopeia XV.

5.2.1.2 Ponto de fusão:

É um dos parâmetros para avaliar a pureza dos medicamentos em bruto. O ponto de fusão foi determinado pelo método capilar utilizando o aparelho de ponto de fusão. O tubo capilar foi enchido pressionando suavemente a extremidade aberta na amostra de droga pura, batendo com o fundo do capilar numa superfície dura, de modo a que a droga se embalasse no fundo do tubo. Quando o fármaco foi introduzido no fundo do tubo, este foi colocado na ranhura por detrás da ocular do Melt-temperature. Certificar-se de que as unidades estavam ligadas e colocadas a zero, e depois ligá-las. A gama de temperaturas foi registada quando a amostra começou a fundir. Foram registadas observações em triplicado para a determinação da gama de fusão. [58]

5.2.1.3 Estudo de Solubilidade:

A solubilidade pode ser definida como a interação espontânea de duas ou mais substâncias para formar uma dispersão molecular homogénea. A solubilidade do fármaco foi testada em vários solventes comuns. Uma quantidade definida (10 mg) de fármaco foi dissolvida em 10 ml de cada solvente investigado à temperatura ambiente. A solubilidade foi observada apenas pelo método UV.

Tabela 5.2 Índice de solubilidade: [59]

Termo descritivo	**Volume aproximado do solvente em ml/gm de soluto**
Muito solúvel	Menos de 1
Livremente solúvel	1-10
Solúvel	10-30
Pouco solúvel	30-100
Ligeiramente solúvel	100-1000
Muito ligeiramente solúvel	1000-10000
Insolúvel ou praticamente insolúvel	Mais de 10000

5.2.1.4 Coeficiente de partição:

O coeficiente de partição é definido como o rácio do fármaco não ionizado distribuído entre a fase orgânica e a fase aquosa em equilíbrio.

É uma medida da lipofilicidade do fármaco e uma indicação da sua capacidade de atravessar a membrana biológica. O coeficiente de partição do fármaco foi determinado no sistema n-octanol: água (50:50) em triplicado por técnica padrão. Uma quantidade pesada de fármaco (10 mg) foi adicionada a 10 ml de n-octanol e água. A mistura foi agitada durante 24 horas até se atingir o equilíbrio. A fase foi separada num funil de separação e as fases aquosa e não aquosa foram filtradas (através de um filtro de 0,2 μ) e analisadas com um espetrofotómetro UV. O coeficiente de partição ($P_{o/w}$) do fármaco foi calculado a partir do rácio entre as concentrações do fármaco na fase orgânica (C_{oil}) e na fase aquosa (C_{aq}.) utilizando a seguinte equação. [60]

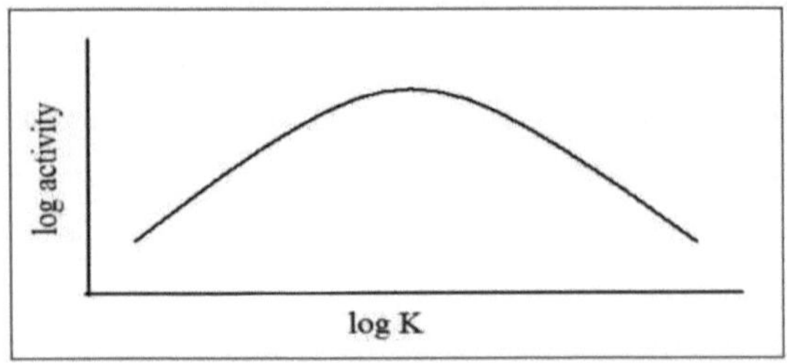

Fig. 6.1 Relação típica entre a atividade do fármaco e a partição

$$\mathbf{Po/w = (C_{oil} / C_{water})\ equilibrium}$$

$$\mathbf{Log\ P = log\ P_{o/w}}$$

Coeficiente, K, geralmente conhecido como Correlação de Hansch

Log P - o coeficiente de partição (P) descreve as propriedades lipofílicas ou hidrofílicas de uma substância química e, por conseguinte, também dá uma boa indicação sobre a sua solubilidade e absorção.

- □ 0 e 3 - absorção passiva do fármaco.
- □ < 0 - o composto é hidrofílico e, por conseguinte, tem boa solubilidade, mas pode ter fraca permeabilidade.
- □ > 5 - é altamente lipofílico, portanto, favorece a absorção.

5.2.1.5 Peso molecular do medicamento:

A difusividade, a capacidade de um fármaco se difundir através das membranas, é inversamente proporcional ao tamanho molecular. Para a maioria dos polímeros, é possível relacionar empiricamente o log D com uma função do tamanho molecular, como se segue.

$$\log D = -s_v \log v + k_v \quad \text{(eq. 6)}$$

$$= -s_M \log_M + k_m \quad \text{(eq. 7)}$$

Onde,

V = volume molecular

M = peso molecular

sv, sM, kv, km são constantes

O limite superior do tamanho molecular do fármaco para a difusão passiva é de 600 daltons. Para os fármacos absorvidos pelo mecanismo de transporte por poros, o limite do tamanho molecular é de 150 daltons para os compostos esféricos e de 400 daltons para os compostos lineares. Os valores do coeficiente de difusão correspondentes ao peso molecular podem ser vistos na Tabela 5.2.

Tabela: 5.3 Relação entre o peso molecular e o coeficiente de difusão.

Peso molecular	Coeficiente de difusão (D)
150-400 daltons	$10^{\wedge 6}$ a $10^{\wedge 9}$ cm^2 seg. ($10^{\wedge 8}$ mais comum)
> 500 daltons	Difícil de quantificar, ou seja, menos de IO'^2 cm^2 seg

5.2.1.6 . Espectrofotometria UV:

Determinação dos máximos de absorção:

Os máximos de absorção UV foram determinados por solução de varrimento de cinarazina na gama de 200-400 nm por espetrofotometria UV/Visível Shimadzu - 1800.

Preparação da curva padrão:

Preparação da solução-mãe de cinarazina (100µg/ml) em HCL 0,01N:

A solução estoque padrão de cinarazina foi preparada usando a dissolução de 10 mg de cinarazina pesada com precisão em um balão volumétrico de 10 ml. O volume foi então aumentado para 100ml usando solução de HCL 0,01N para obter a solução de 100µg/ml.

Da solução estoque de Cinnarazine (100 µg/ml) 1ml foi pipetado e diluído para 10ml usando solução de HCL 0,01N. A partir da solução, alíquotas apropriadas foram retiradas para diferentes balões volumétricos e completadas para 10ml com solução de HCL 0,01N, de modo a obter uma concentração de 1,0 a 10,0 µg/ml

Determinação do comprimento de onda analítico:

A partir da solução-mãe padrão, pipetou-se 1 ml para um balão volumétrico. O volume foi completado para 10 ml com uma solução de HCL 0,01N. A solução resultante contendo 10µg /ml foi analisada entre 200-400nm, tendo-se verificado que o λ_{max} era de 252nm

Curva de calibração da cinarazina numa solução de HCL 0,01N:

Da solução estoque de Cinnarazine (100 µg/ml) 1ml foi pipetado e diluído para 10ml usando solução de HCL 0,01N. A partir da solução, alíquotas apropriadas foram retiradas para diferentes balões volumétricos e feitas até 10ml com solução de HCL 0,01N, de modo a obter concentração de 1,0 a 10,0 µg/ml

5.2.1.7 Infravermelho com transformada de Fourier (FTIR):

Os estudos FTIR são muito úteis na avaliação dos estudos de interação fármaco-polímero. Se houver alguma incompatibilidade entre os fármacos e os excipientes, esta pode ser prevista por alterações nos picos funcionais (números de onda característicos). Foi utilizada a técnica de reflectância difusa (400 a 4000 cm-1), o fármaco e vários polímeros foram cuidadosamente misturados com 300 mg de brometo de potássio, comprimidos e o espetro foi obtido colocando a pelota fina no caminho da luz.

5.2.1.8 Preparação de grânulos pelo método de granulação húmida:

O fármaco (Cinnarazina), o polímero HPMC (K100M), o PVP (K), todos os excipientes, o estearato de magnésio e a lactose, foram passados através do peneiro n.º 80 separadamente. Foram preparadas nove formulações diferentes com proporções de polímeros, ou seja, 1:1, 1:1.5, 1.2, 1:2.5, 1:3, 1:3.5, 1:4, 1:4.5, 1:5, mantendo a quantidade de lactose a 30 mg e a Cinnarazina a 375 mg constante com estearato de magnésio a 2% w/w. Após a peneiração, todos os ingradientes foram misturados num almofariz. A mistura preparada foi passada através do peneiro n.º 40 e transferida para um almofariz limpo. Adicionou-se álcool isopropílico em quantidade suficiente ao pó misturado para preparar a massa de despejo. A mistura da massa de despejo foi passada através do peneiro nº 22. Depois de peneirada, esta mistura foi seca numa estufa de ar quente durante 30 minutos.

5.1.3 Caracterização dos grânulos:

5.1.3.1 Ângulo de repouso:

"É o ângulo máximo possível entre a superfície de uma pilha de pó e a planície horizontal." É um parâmetro de pré-compressão utilizado para a determinação da propriedade de fluxo de pós/grânulos, representado por 'θ'. Foi determinado pelo método do funil. Pode ser efectuado pegando na mistura de pó pesada com precisão e deixando-a fluir livremente através do funil, fixado a um suporte a uma altura definida. A altura (*h*) e o diâmetro (*d*) do cone de pó são medidos e o ângulo de repouso pode ser calculado pela fórmula tan θ = h/r (ou) θ = tan-1 h/r.

Tabela 5.4: Ângulo de repouso para a propriedade de fluxo de pó:

Ângulo de repouso	Fluidez
25-30	Excelente
31-35	Bom
36-40	Justo
41-45	Passável
46-55	Pobres
56-65	Muito pobre
>66	Extremamente pobre

5.1.3.2 Densidade a granel:

A densidade aparente (D_b) é o rácio entre o peso da amostra de pó não compactado e o seu volume inicial e foi determinada pela seguinte fórmula. (w = peso do pó não extraído, Vb = volume inicial) [59]

Densidade aparente (Db) = w/Vb

5.1.3.3 Densidade da rosca:

A densidade na torneira (Dt) é a relação entre o peso da amostra de pó e o seu volume na torneira e foi determinada pela seguinte fórmula. (w = peso da amostra de pó, Vt = volume extraído). [60]

É calculado através da seguinte fórmula:

Densidade à superfície (Dt) = w/Vt

5.1.3.4 Índice de compressibilidade (Índice de Carr):

O índice de compressibilidade de Carr (também designado por índice de consolidação de Carr ou índice de Carr) foi calculado utilizando a seguinte fórmula

Índice de compressibilidade de Carr = (Dt - Db)/Dt x 100

Tabela 5.5: Índice de Carr para a propriedade de fluxo de pó: [60]

Índice de Carr	Tipo de fluxo

5-12	Excelente
12-18	Bom
18-23	Razoável a aceitável
23-35	Pobres
35-38	Muito pobre
>40	Extremamente pobre

5.1.3.5 Rácio de Hausner:

O rácio de Hausner foi calculado a partir dos valores medidos da densidade aparente (D_t) e da densidade aparente (D_b), do seguinte modo: rácio de Hausner = D /D_{tb} .

Tabela 5.6: Rácio de Hausner para a propriedade de fluxo de pó: [61]

Rácio de Hausner	**Fluidez**
1.00-1.11	Excelente
1.12-1.18	Bom
1.19-1.26	Justo
1.26-1.34	Passável
1.35-1.45	Pobres
1.46-1.59	Muito pobre
1.60	Extremamente pobre

5.6 Desenvolvimento da formulação de comprimidos de libertação prolongada de cinarazina:

Tabela: 5.7. Excipientes seleccionados para a formulação do protótipo

S.N.	Excipiente	Função
1.	HPMC(K100M)	Retardador de taxa de libertação
2.	PVP(K)	Melhorador de solubilidade
3.	Isopropilo Alcohal	Agente de granulação
4.	Estearato de magnésio	Glident
5.	Lactose	Enchimento

5.1.3.6 Estudos de interação fármaco-excipiente:

Os estudos de pré-formulação são muito importantes para o êxito da formulação de qualquer forma de dosagem. Os estudos de Calorimetria Exploratória Diferencial (DSC), Espectroscopia de Infravermelhos com Transformada de Fourier (FTIR) (Joshi et al.,) e HPTLC foram utilizados para a avaliação da compatibilidade e das interacções físico-químicas, o que ajuda a prever a interação do fármaco com polímeros, diluentes e lubrificantes utilizados nas formulações de comprimidos. As interacções positivas têm por vezes um efeito benéfico no que diz respeito aos parâmetros de libertação desejados. As investigações anteriores recomendavam que a relação entre o fármaco e os excipientes utilizados no estudo fosse de 1:5 para os diluentes, 3:1 para os aglutinantes ou desintegrantes, 5:1 para os lubrificantes e 10:1 para os corantes, etc., mas observou-se que a relação 1:1 entre os excipientes e o fármaco maximiza a possibilidade de interação e facilita a deteção de incompatibilidades. Por conseguinte, no presente estudo, foi utilizada a proporção de 1:1 para a preparação de misturas físicas e analisadas para estudos de compatibilidade.

5.1.3.7 Infravermelho com transformada de Fourier (FTIR):

Os estudos FTIR são muito úteis na avaliação dos estudos de interação fármaco-polímero. Se houver alguma incompatibilidade entre os fármacos e os excipientes, esta pode ser prevista por alterações nos picos funcionais (números de onda característicos). Foi utilizada a técnica de reflectância difusa (400 a 4000 cm-1), o fármaco e vários polímeros foram cuidadosamente misturados com 300 mg de brometo de potássio, comprimidos e o espetro foi obtido colocando a pelota fina no caminho da luz.

5.1.1 Trabalho experimental:

5.1 .1 Materiais e métodos:

5.1 . Materiais:

5.1.1 . Lista de ingredientes:

Tabela 5.8: Tabela com a lista de ingredientes

S.N.	Utilização	Ingredientes
1.	Ingrediente ativo	Fármaco - Cinnarazina
2.	Agente aglutinante de polímeros	HPMC(K100m)/(k15m)/(k4m)
3.	**Intensificador** de solubilidade/retardador da taxa de reação	PVP(k)
4.	Agente molhante	Isopropilo Alcohal

4.	Lubrificante	Estereato de magnésio
5.	Enchimento	Lactose
		Produtos químicos
7.	Estudos de pré-formulação	Etanol absoluto
8.	Estudos de pré-formulação	HCl
9.	Estudos de pré-formulação	n-Hexano
10.	Estudos de pré-formulação	Dioxano
		Instrumentos
11.	Estudos de pré-formulação	Espectrofotómetro UV-Vis :- Shimadzu Corporation, Kyoto, Japão

5.1.2 Lista de instrumentos:

Tabela: 5.9: Quadro com a lista de instrumentos

S. não.	Equipamentos e instrumentos	Fonte
1.	Balança eletrónica	AX200, Shimandzu corporation
2.	Máquina de perfuração de 16 estações para comprimidos	Rimex Minipress - I
3.	Aparelho de ponto de fusão	Lab-Shop Corporation, Mumbai
4.	Espectrofotómetro UV	UV- 1800 CE, Shimandzu
5.	Forno de ar quente	Oven Universals, S.M. Industries, Dehli
6.	Aparelho de dissolução (USP, tipo II)	VDA-6DR Veego
7.	Medidor de pH digital	Medidor digital de pH DPH 115 PM
8.	Aparelho de densidade de pancadas	Lab-Shop corporation, Mumbai
9.	Testador de dureza Monsanto	Aparelho de teste de dureza Pfizer
10	Medidor de espessura digital	Vernier Calipers Medidor de espessura
11.	Aparelho de friabilidade da Roche	Aparelho de friabilidade Roache
12.	Câmara de teste ambiental programável	

5.2 Métodos:

5.1.1.5 Espectrofotometria UV:

Seleção do fármaco:- A cinarazina é considerada um fármaco pouco solúvel em água. Para aumentar a sua solubilidade, é necessária uma combinação adequada de co-solventes. Assim, para prever a solubilidade do fármaco numa combinação adequada de co-solventes, seleccionou-se a cinarazina.

Seleção do solvente:- A partir de estudos de solubilidade, observou-se que o fármaco é solúvel em dioxano, que é pouco solúvel em água. Assim, seleccionou-se uma combinação diferente de dioxano e água para prever esta combinação de solventes adequada para a solubilidade máxima do fármaco.

Determinação dos máximos de absorção: Os máximos de absorção UV foram determinados por solução de varrimento de Cinnarazine na gama de 200-400 nm por espetrofotometria UV/Visível Shimadzu - 1800.

Preparação da curva padrão

Preparação de HCl 0,1 N (pH 1,2):

Foram tomados 8,5 ml de HCL concentrado e o volume foi completado para 1000 ml com água destilada. O pH foi ajustado para 1,2 antes da estimativa quantitativa. [5 6]

Preparação de solução salina tamponada com fosfato (PBS) pH 6,8:

Foram pesados 28,8 g de hidrogenofosfato dissódico e 11,45 g de di-hidrogenofosfato de potássio e dissolvidos em água destilada e o volume foi completado até 1 litro com o mesmo e o pH foi ajustado para 6,8 antes da estimativa quantitativa. [5 6]

Preparação da curva padrão de Cinnarazina em HCl 0,1 N (pH 1,2):

10mg de droga foi dissolvido em 100ml de HCl 0.1N e a partir destas diferentes diluições foram preparadas na faixa de concentração de 5, 10, 15, 20, 25, 30, 35,40, 45, 50, µg/ml e a absorbância foi tomada em $252\lambda_{max}$ nm.

Preparação da curva padrão de Cinnarazina em (PBS) pH 6,8:

10mg de droga foi dissolvido em 100ml de PBS a partir destas diferentes diluições foram preparadas na faixa de concentração de 5, 10, 15, 20, 25, 30, 35, 40, 45, 50 µg/ml e a absorbância foi tomada em$252\lambda_{max}$ nm.

Tabela:5.10:Dados da curva de calibração da cinarazina numa solução de HCl 0,01 N a 252 nm

S.n.	Concentração (µg/ml)	Absorvância a 252nm

1.	1	0.456
2.	1.5	0.650
3.	2	0.859
4.	2.5	1.066
5.	3	1.247
6.	3.5	1.462
7.	4	1.628
8.	4.5	1.814
9.	5	1.944
10.	5.5	2.199
11.	6	2.339
12.	6.5	2.461

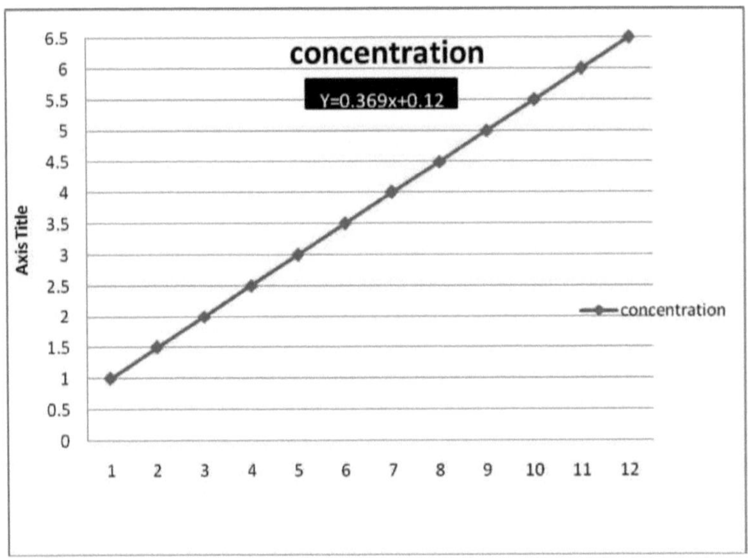

Fig: 5.1: Gráfico de Stander da Cinnarazina em solução de HCL 0,1 N

5.1.2 Preparação dos grânulos:

Todos os excipientes e o fármaco foram pesados e devidamente peneirados e triturados com a ajuda de álcool isopropílico de acordo com a diluição geométrica. Esta mistura foi passada através do peneiro n.º 22. Depois de peneirada, a mistura foi seca.

5.2.1 Preparação de um comprimido de libertação sustentada pelo método de compressão direta:

5.2.1.1 Puncionamento de grânulos / compressão de comprimidos:

Os comprimidos com a matriz das formulações acima referidas foram comprimidos numa máquina de compressão de comprimidos de punção única. Uma quantidade ponderada dos grânulos de libertação sustentada foi introduzida na matriz e a capacidade da matriz foi ajustada conforme necessário. A força de compressão foi ajustada para obter a dureza necessária. Foi preparado um lote de 9 comprimidos para todas as formulações.

Tabela: 5.11: Formulações contendo fármaco e HPMC (K100M)

S. Não.	INGREDIENTES (mg/tab)	F1 (mg/tab)	F2 (mg/tab)	F3 (mg/tab)	F4 (mg/tab)
1.	Cinnarazina	525mg	525mg	525mg	525mg
2.	HPMC(K100M)	24mg	22mg	20mg	18mg
3.	PVP(K)	20mg	20mg	20mg	20mg
4	Estereato de magnésio	4mg	4mg	4mg	4mg
5.	Lactose	28mg	28mg	28mg	28mg
6.	Total	601mg	599mg	597mg	595mg

Tabela: 5.12: Formulações contendo fármaco e PVP (K)

S. Não.	INGREDIENTES (mg/tab)	F5 (mg/tab)	F6 (mg/tab)	F7 (mg/tab)	F8 (mg/tab)
1.	Cinnarazina	525mg	525mg	525mg	525mg
2.	HPMC(K100M)	22mg	22mg	22mg	22mg
3.	PVP(K)	20mg	22mg	18mg	24mg
4	Estereato de magnésio	4mg	4mg	4mg	4mg
5.	Lactose	28mg	28mg	28mg	28mg
6.	Total	599mg	601mg	597mg	603mg

Tabela: 5.13: Formulações contendo fármaco, HPMC(K100M) & várias concentrações de excipientes.

S. Não.	INGREDIENTES (mg/tab)	F9 (mg/tab)	F10 (mg/tab)	F11 (mg/tab)	F12 (mg/tab)

1.	Cinnarazina	525mg	525mg	525mg	525mg
2.	HPMC(K100M)	22mg	22mg	22mg	22mg
3.	PVP(K)	20mg	20mg	20mg	20mg
4	Estereato de magnésio	4mg	4mg	4mg	4mg
5.	Lactose	28mg	28mg	28mg	28mg
6.	Total	599mg	607mg	595mg	595mg

5.3 Estudos pós-formulação / Avaliação das características da mistura de pós e comprimidos:

Foram estudadas as várias características da mistura de pós, tais como a densidade aparente, a densidade de batimento, o ângulo de repouso, o tamanho das partículas e o teor de fármaco. Os comprimidos formulados foram avaliados quanto à dureza, friabilidade, uniformidade de peso e teor de fármaco.

5.3.1 Espessura:

A espessura dos comprimidos foi determinada utilizando um compasso de calibre vernier. Foram utilizados cinco comprimidos de cada lote e foram calculados os valores médios. [] [1]

5.3.2 Teste de desintegração:

O teste foi efectuado em seis comprimidos utilizando um aparelho de desintegração em meio de água destilada a 37 ± 1°C. Foi registado o T. D. médio. [[1, 5] 9]

5.3.3 Teste de dureza:

O teste de dureza foi efectuado para cinco comprimidos utilizando o aparelho de teste de dureza Monsanto, e o valor médio foi registado. [62]

5.3.4 Teste de friabilidade:

Este teste foi efectuado em 20 comprimidos utilizando o friabilizador da Roche. Os comprimidos foram pesados e colocados no friabilizador, após 100 rotações, os comprimidos foram retirados e pesados. A percentagem de perda de peso é registada. Esta pode ser calculada com a ajuda da seguinte fórmula: %F = perda de peso/peso inicial x 100. [[5] 9]

$$\%F = \frac{W_1 - W_2}{W_1} \times 100$$

5.3. Comportamento de inchamento de comprimidos de matriz:

A extensão do inchaço foi medida em termos de percentagem de aumento de peso dos comprimidos. O comportamento de inchamento de todas as formulações foi estudado. Um comprimido de cada formulação foi mantido numa placa de Petri contendo tampão fosfato pH 6,8. No final de 2, 4, 6, 8, 10 e 12 horas, os comprimidos foram retirados, embebidos em papel de seda e pesados, e depois a percentagem de aumento de peso do comprimido foi calculada utilizando a fórmula

$$SI = \frac{M_t - M_o}{M_o} \times 100$$

Onde, SI = Índice de inchamento,

Mt = Peso da pastilha no momento 't'

e Mo = Peso do comprimido no momento "0

5.3.8 Teste de variação de peso e seu limite de acordo com a USP - XV:

Este teste foi efectuado de acordo com as directrizes da USP, os comprimidos serão amostrados aleatoriamente e o peso individual de 20 comprimidos será medido numa balança analítica e o desvio padrão será determinado.

Tabela: 5.14: Limites para variação de peso (USP - XV): [ ][56]

Forma de dosagem	Peso médio	% de desvio
Comprimidos de película não revestidos/revestidos	80 mg ou menos	10
	Mais de 80 mg mas menos de 250 mg	7.5
	250 mg ou mais	5

5.3.9 Estudos de erosão:

Os comprimidos da matriz foram introduzidos no aparelho de dissolução nas condições padrão especificadas para os estudos da taxa de libertação. Os comprimidos foram removidos utilizando um pequeno cesto e o peso inchado de cada comprimido foi determinado. Para determinar a erosão da matriz, os comprimidos inchados foram secos numa estufa de vácuo a 45°C até um peso constante. A erosão (%) foi calculada de acordo com a seguinte fórmula:

% Erosão = [(T-R)/T]*100

Onde,

S é o peso da matriz após o inchaço;

R é o peso da matriz erodida;

T é o peso inicial da matriz.

5.3.10 Conteúdo do medicamento:

Foram pesados e triturados cinco comprimidos, dos quais foi transferida uma porção do pó, pesada com exatidão, equivalente a cerca de 95 mg de cinarazina para um balão volumétrico de 100 ml contendo solução-tampão, sendo depois a concentração medida a λmax, ou seja, 252 nm. **5.3.11 Força de compressão:**

Foi relatado para o comprimido de HPMC que, embora a força de compressão tenha um efeito significativo na dureza do comprimido, o seu efeito na libertação do fármaco do comprimido de HPMC foi mínimo. Poder-se-ia supor que a variação da força de compressão deveria estar intimamente relacionada com a alteração da porosidade dos comprimidos. No entanto, como a porosidade da matriz de hidratação é independente da porosidade inicial, a força de compressão parece ter pouca influência na libertação do fármaco. A influência da força de compressão só pôde ser observada no tempo de desfasamento. Os comprimidos feitos com a força de esmagamento mais baixa (força de compressão de 3 KN) com Methocel K4 M mostraram um efeito de rebentamento inicial devido à desintegração parcial inicial. Uma vez que o polímero estava inchado, o perfil de dissolução tornou-se semelhante ao dos comprimidos comprimidos com uma força de compressão mais elevada. Foi relatado que as alterações na força de compressão ou na força de esmagamento pareciam ter um efeito mínimo na libertação do fármaco do comprimido de matriz HPMC, uma vez atingida uma dureza crítica. O aumento da dissolução só foi observado quando os comprimidos eram demasiado moles e foi atribuído à falta de compactação ou consolidação do pó (3 KP).

5.3.11Forma do comprimido:

O tamanho e a forma do comprimido para o sistema de matriz submetido a difusão e erosão podem afetar a taxa de dissolução do medicamento. A modificação da área de superfície dos comprimidos de tartarato de metoprolol formulados com Methocel K100 LV de uma forma côncava padrão (0,568 in. quadrados) para uma forma de cápsula (0,747 in. quadrados) mostrou um aumento de aproximadamente 20-30% na dissolução em cada momento. Além disso, recomenda-se que, para a manutenção máxima das características de libertação controlada, as matrizes dos comprimidos devem ser tão esféricas quanto possível para produzir uma taxa de libertação mínima.

5.3.12 Teste de dissolução in-vitro:

Os estudos de dissolução foram efectuados em triplicado para todos os lotes num aparelho de teste da taxa de dissolução USP XXIII (tipo II). Os estudos de libertação foram realizados a 75 rpm em 900 ml de tampão HCl 0,1 N pH 1,2 a 37 ± 0,2° C. Foram retiradas alíquotas de cinco mililitros a intervalos predefinidos e o volume do meio de dissolução foi mantido adicionando o mesmo volume de meio de dissolução aquecido preparado de fresco. A absorvância das amostras retiradas foi medida no espetrofotómetro a 252 nm.

5.3.13 Estudos de estabilidade:

A estabilidade de um produto farmacêutico pode ser definida como a capacidade de uma determinada formulação, num recipiente específico, permanecer dentro das suas especificações físicas, químicas, terapêuticas e toxicológicas durante o seu prazo de validade. A CIH especifica a duração do estudo e as condições de armazenamento.

Teste de longa duração: 25°C ± 2°C / 75% RH ± 5% durante 12 meses

Teste acelerado: 40°C ± 2°C / 75% RH ± 5% durante 6 meses

Método:

A formulação optimizada foi submetida a um estudo de estabilidade de dois meses de acordo com as directrizes da ICH. As formulações seleccionadas foram embaladas em folhas de alumínio, que estavam em frascos de boca larga bem fechados. Foram depois armazenadas a 40°C / 75% HR durante 2 meses e avaliadas para o estudo da libertação do fármaco.

Capítulo 6 Resultados, discussão e conclusões

6.1. Resultado e discussão:

1.1 .1. Aspeto físico: O aspeto físico da amostra de Cinnarazine está em conformidade com a norma USP.

Tabela 6.1: Aspeto físico da Cinnarazina:

USP - XV Norma	Amostra
Pó cristalino branco a esbranquiçado	pó branco

1.2 Ponto de fusão: De acordo com a USP XV, o ponto de fusão da Torsemida (padrão) é de 163-164^0 C e a fusão da amostra situa-se no intervalo de 161-164^0 C.

Tabela 6.2: Determinação do ponto de fusão da Cinnarazina:

USP - XV Norma	Amostra
118-122 C^0	118-122 C^0

1.3 Estudo de solubilidade: A solubilidade da cinarazina foi determinada nos solventes indicados na tabela.

Tabela 6.3: Determinação da solubilidade da Cinnarazina:

S. Não.	Solvente	Solubilidade
1	HCl 0,1 N	Solúvel
2	NaOH 0,1 N	Solúvel
3	Etanol	Solúvel
4	Água	Insolúvel
5	Éter	Solúvel
6	Dioxano	Solúvel

1.4 Coeficiente de partição: O coeficiente de partição da Cinnarazina foi determinado e verificou-se que era:

Tabela 6.4: Determinação do Coeficiente de Partição da Cinnarazina:

USP - XV Norma	Amostra
Log *P* (dioxano/água), 9,85	Log *P* (dioxano/água), 9,80

1.5 Determinação dos máximos de absorção: Os máximos de absorção de UV foram determinados por solução de varrimento de Cinnarazine na gama de 200-400 nm por espetrofotometria UV/Visível Shimadzu - 1800, e verificou-se que era de 252 nm.

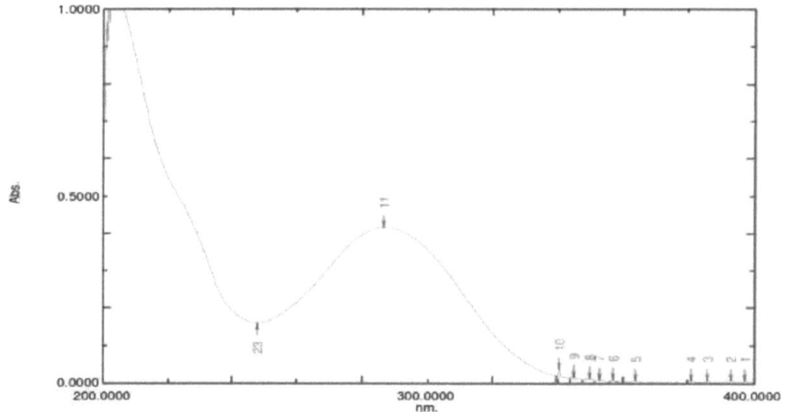

Fig: 6.1 : Máximos de Absorção da Cinnarazina em 252nm

1.6 Preparação da curva de calibração (HCl 0,1N): A curva de calibração de Cinnarazine em 0.1 N HCl foi preparada com a dissolução de 100mg de Cinnarazine pesada com precisão em um balão volumétrico de 100ml. O volume foi então aumentado para 100ml usando solução de HCL 0,1N para obter a solução de 100µg/ml e foi digitalizado em espectrofotômetro UV e a amostra obedece à lei de cerveja-lamberts.

Tabela 6.5: Curva de calibração da Cinnarazina em HCl 0,1 N (pH 1,2):

S. não.	Concentração (µg/ml)	Absorvância
1.	1	0.456
2.	1.5	0.650
3.	2	0.859
4.	2.5	1.066
5.	3	1.066
6.	3.5	1.462
7.	4	1.628
8..	4.5	1.814

9.	5	1.944
10.	5.5	2.199
11.	6	2.339
12.	6.5	2.461

(n=3)

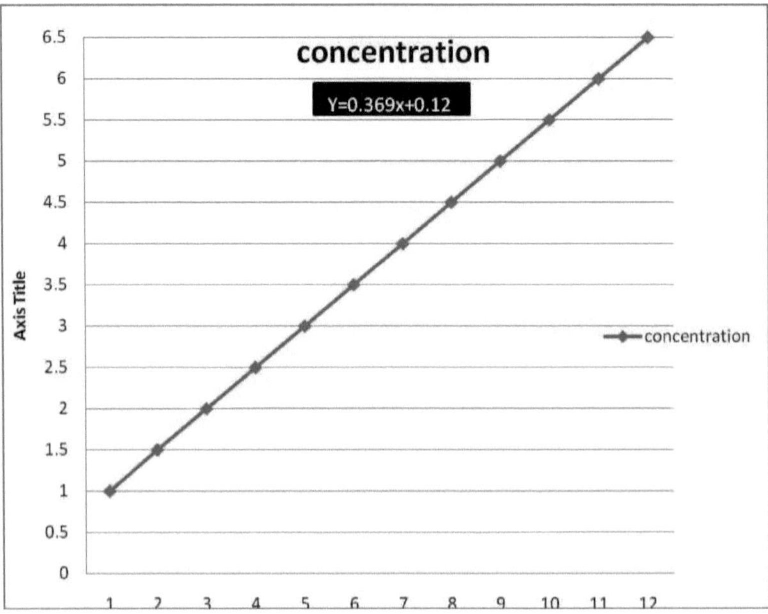

Fig 6.2: Curva padrão de Cinnarazina em HCl 0,1 N (pH1,2) a 252 nm

1.7 : Estudos de pré-compressão de grânulos de libertação de SR: As caracterizações de diferentes grânulos de libertação de SR foram feitas para determinar os parâmetros da relação massa/volume. Os parâmetros avaliados são a densidade aparente, a densidade de batida, o índice de compressibilidade e o ângulo de repouso, o índice de Carr e o rácio de Hausner, apresentados na tabela

Tabela 6.6: Pré-compressão de grânulos de libertação prolongada:

Lote	Parâmetros				
	Densidade aparente (g/ml)	Densidade na torneira (g/ml)	Índice de Carr	Rácio de Hausner	Ângulo de repouso (Θ)
IRF1	0.420±0.0060	0.483±0.0041	12.691±0.6264	1.150±0.0120	36.753±0.475

IR F2	0.459±0.0056	0.561±0.0024	13.791±1.108	1.201±0.0152	35.992±0.450
IR F3	0.489±0.0032	0.532±0.0075	15.535±0.6459	1.170±0.0123	34.822±0.335
IR F4	0.494±0.0022	0.527±0.0019	16.404±0.8356	1.211±0.0143	33.520 ±0.300

1.8 Estudos de pós-compressão de comprimidos do tipo matriz de libertação de SR: O

Foram efectuadas as caracterizações dos comprimidos de libertação sustentada. Os parâmetros avaliados foram a espessura, a dureza, a friabilidade, a variação de peso e a desintegração, que são apresentados na tabela.

Tabela 6.7: Estudos de pós-compressão de comprimidos de libertação prolongada:

Código do lote	Parâmetros				
	Espessura (mm)	Dureza (Kg/cm)^2	Friabilidade (%)	Variação de peso	Tempo de desintegração (seg)
IR F1	2.27±0.0022	5.79±0.1456	0.598±0.154	480.15±0.206	35.39±0.449
IR F2	2.33±0.0030	5.40±0.1400	0.555±0.0220	480.22±0.159	34.54±0.364
IR F3	2.40±0.0015	5.43±0.1557	0.461±0.0285	480.18±0.134	33.06±0.246
IR F4	2.28±0.0026	5.30±0.6784	0.633±0.3651	481.19±0.287	28.83±0.0164

1.9 Libertação *IN VITRO* de Cinnarazina em comprimidos com matriz de libertação SR em 0,1N

HCL: Foram efectuados estudos de libertação do fármaco in vitro e os dados de libertação do fármaco das diferentes formulações são apresentados no quadro.

Tabela 6.8: Libertação *IN VITRO* para o comprimido tipo matriz de libertação SR de Cinnarazina em HCl 0,1N

S. não.	Tempo (min)	Percentagem acumulada de libertação			
		IR F1	IR F2	IR F3	IR F4
1	0	0	0	0	0
2	5	22.31	24.23	46.13	45.41
3	10	32.68	26.14	67.55	80.44
4	20	50.50	56.25	72.88	86.54

5	30	74.23	76.07	88.51	94.25
6	40	86.61	88.15	95.47	96.04
7	50	96.00	98.88	98.20	98.58
8	60	96.00	98.84	98.24	98.55
9	70	96.00	98.80	98.26	98.52

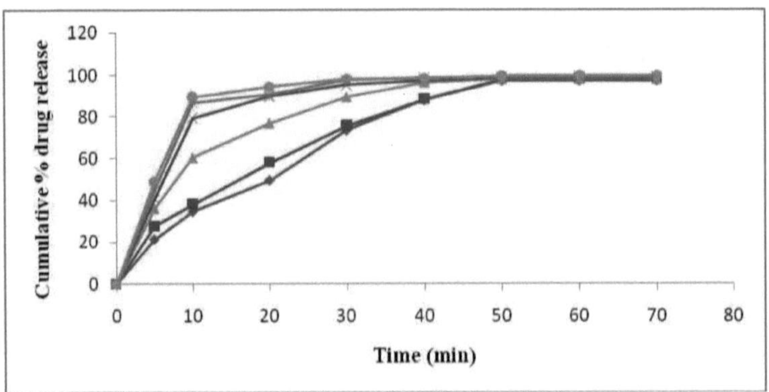

Figura 6.4: Perfil de libertação de fármaco *IN-VITRO* do comprimido de Cinnarazina tipo matriz de libertação SR

6.2. Conclusão:

A cinarazina é um fármaco anti-histamínico e é utilizada como agente anti-histamínico. O estudo foi realizado com o objetivo de formular **comprimidos tipo matriz de libertação sustentada de cinarazina**. Antes de desenvolver a formulação, foi efectuada uma revisão detalhada da literatura sobre o produto para conhecer a formulação de SR e o tipo de forma de dosagem disponível no mercado. O presente estudo centrou-se na formulação de grânulos de SR contendo cinarazina para o tratamento de anti-histamínicos, eméticos e enjôos Foi efectuada a identificação da cinarazina (amostra). Era um pó branco com ponto de fusão no intervalo de 118-122°C. Era muito solúvel em etanol e clorofórmio e insolúvel em água. O valor do coeficiente de partição foi de 9,85 e o máximo de absorção foi de 252 nm.

Em estudos preliminares, variaram-se várias combinações de formulações e parâmetros como a concentração de lactose, estearato de magnésio, HPMC e PVP durante a fase de carregamento do fármaco, sendo que o PVP (K) é responsável por aumentar a solubilização e a libertação rápida do fármaco e por produzir um efeito imediato no TGI. Para a SR, foram preparados quatro lotes diferentes de libertação de SR utilizando HPMC (K100m) (F1,F2,F3,F4) e quatro formulações de libertação de SR utilizando PVP (K) (F5,F6,F7,F8) e duas formulações de libertação de SR utilizando lactose excipiente e estearato de magnésio (F9,F10,F11,F12). Após a realização dos estudos de pré e pós-formulação nestes lotes, verificou-se que o IR-6 apresenta o melhor perfil de libertação imediata e o SR F-2 apresenta o melhor perfil de libertação sustentada. Assim, com o IR-6 e o SR F-2, foi preparado um lote final (M1) de um comprimido de libertação sustentada tipo matriz.

Foram efectuados estudos pós-formulação no lote (M1). A espessura média dos comprimidos foi de 2,51±0,0012 mm, a dureza média foi de 5,11±0,1024 kg/cm^2 , a friabilidade média foi de 0,43±0,0051 % e passou no teste de friabilidade. O comprimido SR também passou o teste de variação de peso e o tempo médio de desintegração foi de 25±0,0015 segundos. Foram realizados estudos de dissolução *IN VITRO* e o comprimido SR libertou 95,45% do fármaco durante o período de 10 horas.

Também foram estudados diferentes modelos cinéticos, como os de ordem zero, primeira ordem, modelo de Higuchi, modelo de Hixson crowell e modelo de Korsmeyer peppas para o lote (M1) e o R^2 foi de 0,9308, 0,8244, 0,9102, 0,9045 e 0,8364, respetivamente. Assim, o modelo de higuchi e de ordem zero foi o mais adequado para o comprimido SR (M1).

Assim, pode concluir-se que o SR é um sistema promissor de administração de medicamentos que reduz a histamina e o enjoo.

Bibliografia

1. Lachman L, Liberman HA, e Kanig JL, "The theory and practice of industrial pharmacy", publicado pela editora Varghese, segunda edição 1976, 76, 293-294, 318.

2. Aulton ME, "Pharmaceutics the science of dosage form design", segunda edição 2002, Churchill livingstone, 4, 365, 380.

3. Vyas SP, Goyal AK, e Rath G, "Handbook of pharmaceutical dosage form", publicado por vallabh prakashan, primeira edição 2011, 52, 127, 132, 150.

4. Jain NK, "pharmaceutical product development", publicado por CBS publishers and distributors, primeira edição 2006, 62, 419.

5. Sanmathi BS, Mehta KK, e Gupta A, "Dispensing pharmacy a practical manual", publicado pela PharmaMed press, terceira edição 2010, 306, 317, e 529.

6. Ansel HC, Popovich NG, e Loyd AV, "Ansel's pharmaceutical dosage forms and drug delivery systems", edição indiana distribuída por B.I publications, oitava edição, 204, 227.

7. Pathikkumar J. Maravaniya K, Tanvee M, Deshpande R, e Shinde V, "Multiple Unit Pellet System - A New Path for Drug Delivery", International Journal of Universal Pharmacy and Bio Sciences **2(4)**: julho-agosto de 2013, 231.

8. Ibrahim M. Bagory E, Brakat N, Badry M, Mohmed A, e Enazi F, "Efeito da mistura de polímeros no comprimido de matriz de cloridrato de diltiazem preparado por compressão direta", Journal of Science & Pharmaceutical Technology, (2010) **2(7)**: 252-268.

9. John C. P, Nomeir AM, e Fowle K, The Pathogenesis of Acute Pulmonary Edema Associated with Hypertension, New England Journal of Medicine 2001; **344**:17-22.

10. G. M. El-Mahrouk, M. A. Al-Meshal, A. A. Al-Angary e G. M. Mahrous, "Drug Development and Industrial Pharmacy", **Vol. 19, No. 15**: 1993, Páginas 1903-1916.

11. Pinto JF, Podczeck F, e Newton JM, "Investigações de comprimidos preparados a partir de pellets produzidos por extrusão e esferonização Parte I: International journal of pharmaceutics, 1996, 79-96.

12. Wagner K.G., Krumme M., Beckert, T.E., e Schmidt P.C, "European Journal of Pharmaceutics and Biopharmaceutics **Volume 50, Número 2,** 2000, 285-291.

13. Kim TW, Tae-Wan J, Chang-Won S, Sang-Y, e Lee B, "Archives of Pharmacal Research". **30(1):** 2007, 124-130.

14. Kishore VS, Rao BT, Y Kumar S, e Nagasen D, "Design of Orodispersible Tablets of Losartan

Potassium Using Novel Co-Processed Superdisintegrants". RRJPPS **Volume 2, Edição 3**, 2013, 42-51.

15. Kamboj M, Goyal S, Rakha P, Arora G, Dureja H, e Nagpal M, "Formulation and Evaluation Of Metformin Oro-Dispersible Tablets", Ata Poloniae Pharmaceutica Drug Research, **Vol. 68 No. 5**, 2011, 717-723.

16. www.pubchem.com/ excipiente/talco, estearato de magnésio, amido.

17. www.princeton.edu/~achaney/tmve/wiki100k/docs/Isopropyl_alcohol.html

18. Rowe *et al*, Hand book of pharmaceutical excipients, 7th edition London: Pharmaceutical place 2012.

19. www.colorcon.com/literature/marketing/mr/Extended%20Release/Surelease/English/ ads_Eth_MP_stability.pdf.

www.colorcon.com/literature/marketing/mr/Delayed%20Release/Nutrateric/English/ads_ Nutrateric_enteric_coat_sys.pdf

20. www.drugs.com/ estearato de magnésio

21. Farmacopeia indiana, "The Indian pharmacopoeia commission", Nova Deli Ghaziabad, 2007, **Volume 2**. 135, 143, 177, 180, 183 430.

22. Dash S, Padala MN, Nath L, Chowdhary P, "Kinetic Modeling on Drug Release From Controlled Drug Delivery Systems", Ata Poloniae Pharmaceutica-Drug Research, 2010, **Vol. 67 No. 3**, 217-223.

23. Subrahmanyam CVS, "Essential of Physical Pharmacy", publicado por vallabh prakashan, primeira edição 2003, 67, 386-387.

24. Ansel HC, Popovich NG, e Loyd AV, "Ansel's pharmaceutical dosage forms and drug delivery systems", edição indiana distribuída por B.I publications, oitava edição, 42, 97, 108, 190, 191, 230, 234-236.

25. Aulton ME, "Pharmaceutics the science of dosage form design", segunda edição 2002, Churchill livingstone, 8, 23, 124, 133-134, 205, 207.

26. Subrahmanyam CVS, "Text Book of Physical Pharmaceutics", 2nd edição de 2000, publicada por vallabh prakashan, 211-227.

27. Rawlins EA, "Bentley's Textbook of Pharmaceuticcs", A.I.T.B.S publishers, 18th edição 1996, 7, 281.

28. Patrick JS, "Martin's Physical Pharmacy and Pharmaceutical Sciences, 5th edition, publicado

por Wolters Kulwer Health (India) Pvt Ltd, 557.

29. Dash S, Murthy PNS, Nath L e Chowdhury P, "Kinetic modeling on drug release from controlled drug delivery system", Ata Poloniae Pharmaceutica drug research, Vol. 67, 2002,3.

30. Chime SA, Onunkwo GC, Onyish I, "Cinética e mecanismo de libertação de fármacos a partir de matrizes expansíveis e não expansíveis: A review", Research journal of pharmaceutical, biological, chemical sciences", vol. 4 (2), 2013, 97.

31. Costa P e Lobo JM, "Modelação e comparação de perfis de dissolução", European Journal of Pharmaceutical Sciences, 2001, 123-133.

32. Brahmankar DM e Jaiswal SB. Biopharmaceutics & Pharmaceutics, First Edition, 1995;335.

33. Howard C Ansel, Nicholas G Popvich e Loyd V. Allen, Pharmaceutical Dosage Forms and Drug Delivery System, First Edition, 1995;78.

34. Biradar SS, Bhagavati ST e Kuppasad IJ. Sistemas de administração de medicamentos de dissolução rápida: A Brief Overview. Internet J Pharmacology. 2006;4(2).

35 Kuccherkar BS, Badhan AC e Mahajan HS. Comprimidos de dissolução bucal: A novel drug delivery system, Phrma Times.2003;35:3-10.

36 Kaushik D, Dureja H e Saini TR. Mouth Dissolving Tablets: A review, Indian Drugs, 2004;41(4):187-193.

37 Amin AF, Shah TJ, Bhadani MN e Patel MM. Emerging trends in orally tablets, www.pharminfo.net, 2005.

38 Renon JP e Corveleyn S. Freeze-dried rapidly disintegrating tablets, US Patent No. 2000;6(10):719.

39 ... Lailla JK e Sharma AH. Freezedrying and its applications, Indian Drugs. 1993;31: 503-513.

40. Seager H. Drug delivery products and zydis fast dissolving dosage form, J. Pharm. Phamacol. 1998:50:375-382.

41. Masaki K. Preparação e produção de desintegrantes intrabucais, Patente dos EUA n.º 1995; 5.466.464.

42. Lindgren S, Janzon L. (1993) Dysphagia: Prevalence of swallowing complaints and clinical finding. *Med Clin North Am*, **77**:3-5.

43. Sastry SV, Nyshadham JR, Fix JA. (2000) Recent technological advances in oral drug delivery: A review. *Pharm Sci Technol Today*, **3**:138-45.

44. Fu Y, Yang S, Jeong SH, Kimura S, Park K. (2004) Orally fast disintegrating tablets: Desenvolvimentos, tecnologias, mascaramento do sabor e estudos clínicos. *Crit Rev Ther Drug Carrier Sys*, **21**:433-76.

45. Virely, P., & Yarwood, R. (1990, fevereiro). Zydis - uma nova forma de dosagem de dissolução rápida. Maniac., *Chem.* 36-37.

46. S.K.Battu, Michael A. Repka, Madhusudan Rao Y Formulation and Evaluation of Rapidly Disintegrating Fenoverine Tablets (2007) Effect of Superdisintegrants, *Drug Development and Industrial Pharmacy*, **33**:1225-1232.

47. Song, Y., Wang, Y., Thakur, R., Meidan, V. M., & Michniak, B. (2004) Mucosal drug delivery: Membranas, metodologias e aplicações. *Crit. Rev. Ther. Drug Carrier Syst*, **21(3)**, 195-256.

48. Saracco G, C. E. (1993). Em Dobrosielski-Vergogna (Ed.), Biology of the salivary glands (pp. 11-14). Boca Raton: CRC Press.

49. Rossi, S., Sandri, G., & Caramella, C. (2005). Administração de medicamentos por via bucal: Um desafio já vencido? *Drug Discovery Today: Technologies* **2(1)**, 59-65.

50. Lack, F. O. (maio de 2002) "Maternal Susceptibility to Nausea and Vomiting of Pregnancy: O sistema vestibular está envolvido?" *American Journal of Obstetrics and Gynecology 185,* **Suplemento 5**: S204-S209.

51. os, J. E., W. Bles, e B. de Graaf. (maio de 2002) "Eye Movements to Yaw, Pitch, and Roll About Vertical and Horizontal Axes: Adaptation and Motion Sickness". *Aviation, Space, and Environmental Medicine* **73,** 434-444.

52. Hamid, Mohamed, (2002) MD, PhD, e Nicholas Lorenzo, MD. "Tonturas, Vertigens e Desequilíbrio." *eMedicine* 17 de setembro,

53. Indian Pharmacopoeia, (1996) 4ª edição, Ministério da Saúde e do Bem-Estar Familiar, Governo da Índia. O controlador de publicações, Nova Deli: A-54.

54. Lachman.L, Lieberman.A, Kinig.J.L. (1991) The Theory and Practice of Industrial Pharmacy, 4ª edição, Varghese Publishing House, Bombaim. 67-68.

55. Battu SK, Repka MA, Majumdar S, Rao MY. (2007) Formulação e avaliação de comprimidos de Fenoverine de desintegração rápida: Effect of superdisintegrants. *Drug Dev Ind Pharm*, **33**:1225-1232.

56. Gohel, M., Patel, M., Amin, A., Agrawal, R., Dave, R., & Bariya, N. (2004). Projeto de formulação e otimização de comprimidos de nimesulida dissolvidos na boca usando a técnica de secagem a vácuo. *AAPS Pharm. Sci. Tech.*, **5(3)**, e36.

57. Farmacopeia Britânica (2005), Gabinete da Agência Reguladora dos Medicamentos e Produtos de Saúde, Grã-Bretanha, **Volume-1**:695-697

58. Bi, Y., Sunada, H., Yonezawa, Y., Danjo, K., Otsuka, A., & Iida, K. (1996). Preparação e avaliação de um comprimido de rápida desintegração na cavidade oral. *Boletim de farmácia química. Pharmaceut Bull. (Tóquio),* **44(11)**, 2121-2127.

59. Adel M, Aly M, Semreen A, Mazen K. (2005) "Superdisintegrants for solid dispersion toproduce rapidly disintegrating tenoxicam tablets via camphor sublimation", *Pharm Tech.*,**4**:23-25.

60. Klancke J. Dissolution testing of orally disintegrating tablets. (2003) *Dissolution Technol,* **10(2)**: 6-8.

61. Mishra DN, Bindal M e Singh SK. (2004) "Rapidly disintegrating oral tablet of valdecoxib", *Indiandrug*, 41**(9)**: 554.

62. Chaudhari PD, Chaudhari SP, Lanke SD, Patel N. (2007) "Formulation and *in vitro* evaluation of taste masked orodispersible dosage form of Levocetirizine", *Indian J Pharm Educ Res.*, **41**:319-28.

63. Seager H. (1998) "Drug delivery products and the zydis fast dissolving dosage forms", *J Pharm Phamacol.*, **50(4)**: 375-382.

64. Chang, R.-K., Guo, X., Burnside, B. A., & Couch, R. A. (2000). Fastdissolving tablets. *Pharm. Technol.*, **24(6)**, 52-59.

65. Takao Mizumoto, Yoshinori Masuda, Takeshi Yamamoto, Estuo Yonemochi, Katsuhide Terada. Projeto de formulação de um novo comprimido de desintegração rápida. Int J Pharma 2005; 306: 8390.

66. Yoshio Kuno, Masazumi Kojima, Hiroaki Nakagami, Etsuo Yonemochi, Katsuhide Terada. Efeito do tipo de lubrificante nas características dos comprimidos de desintegração oral fabricados utilizando a transição de fase do álcool de açúcar. Eur J Pharma Biopharm 2008; 69: 986-992.

67. Srikonda Venkateswara Sastry, Janaki Ram Nyshadham, Fix Joseph A. Recent technological advances in oral drug delivery - A review. PSTT. 2000; 3(4): 138-145.

68. Shirsand SB, Sarasija Suresh, Swamy PV. Conceção e otimização da formulação de comprimidos de clonazepam de dissolução rápida. Indian J Pharma Sci 2009; 71(5): 567-572.

69. Dey Paramita, Maiti Sabyasachi. Comprimidos orodispersíveis: Uma nova tendência na administração de medicamentos. J Natural Sci. Biology and Medicine 2010; 1(1): 2-5.

70. Patel AR, Prajapati DS, Raval JA. Filmes de dissolução rápida (FDFs) como um novo empreendimento em formas de dosagem de dissolução rápida. Int J Drug Devt Res 2010; 2(2): 232-246.

71. Konapure SA, Chaudhari PS, Oswal RJ, Kshirsagar SS, Antre RV, Chorag TV. Comprimidos de dissolução bucal - uma tecnologia inovadora. Int J Applied Biology Pharma Tech 2011; 2(1): 496-503.

72. Bangal GS, Shinde GV, Rathinaraj B. Stephen. Nova geração de comprimidos orodispersíveis: Avanços recentes e perspectivas futuras. Int J Advances in Pharma Sci 2011; 2: 17-28.

73. Seong Hoon Jeong, Yuuki Takaishi, Yourong Fuc, Kinam Park. Propriedades do material para o fabrico de comprimidos de dissolução rápida através de um método de compressão. J Materials Chemistry 2008; 18: 3527-3535.

74. Chandrasekhar Rahul, Hassan Zahra, Al Husban Farhan, Smith Alan M, Mohammed Afzal R. O papel dos excipientes da formulação no desenvolvimento de comprimidos liofilizados de desintegração rápida. Eur J Pharma e Biopharma 2009; 72: 119-129.

75. Gupta A, Mishra AK, Gupta V, Bansal P, Singh R, Singh AK. Tendências recentes dos comprimidos de dissolução rápida - Uma visão geral da tecnologia de formulação. Int J Pharma Biological Archives 2010; 1(1): 1 - 10.

76. Kulkarni Upendra, Rao Raghavendra NG. Conceção e desenvolvimento de comprimidos de dissolução rápida de aceclofenac através da técnica de dispersão sólida amorfa utilizando goma de aegle marmelos modificada. Int J Pharma Res & Development (IJPRD) 2011; 3(6): 201 - 210.

77. Johnny Edward Aguilar-Diaz, Encarna Garcia-Montoya, José Maria Sune-Negre, Pilar Pérez-Lozano, Montserrat Minarro, José Ramón Ticó. Previsão de formulações de comprimidos de desintegração oral de ibuprofeno: Uma aplicação do novo sistema pericial SeDeM-ODT. European J Pharma and Biopharma 2012; 80: 638-648.

78. Nayak Amit Kumar, Kaushik Manna. Desenvolvimentos actuais na tecnologia de comprimidos de desintegração oral. J Pharm Educ Res 2011; 2(1): 21-34.

79. Deshpande KB, Ganesh NS. Comprimidos orodispersíveis: Uma visão geral da formulação e da tecnologia. Int J Pharma Bio Sci 2011; 2(1): 726-734.

80. Prajapati Bhupendra G, Patel Rakesh P, Patel Dhaskar C. Desenvolvimento e caraterização de um comprimido de desintegração oral de piroxicam com sabor mascarado. Pharma Sci Monitor. Int J Pharma Sci 2010; 1(1): 35-47.

81. Dutta Saptarshi, De Pintu Kumar. Formulação de comprimidos de desintegração rápida. Int J Drug Formulation & Res 2011; 2(1): 45-51.

82. Deshmukh Keshav Ram, Patel Vidyanand, Verma Shekhar, Pandey Alok Kumar, Dewangan Pramod. Uma revisão das técnicas de dissolução de comprimidos na boca. Int J Res in Ayurveda & Pharmacy 2011; 2(1): 66-74.

83. Dinesh V, Sharma Ira, Sharma Vipin. Uma revisão abrangente da tecnologia de comprimidos de dissolução rápida. J Applied Pharma Sci 2011; 01(05): 50-58.

84. Reddy Brahma DR, Sai Ram Chattu V Sesha, Saravan Kumar T, Kumar Kattamuri S Bharat, Reddy Vaka Yalamanda, Kumari Ch.Taraka Lalitha. Rapimelts: Uma revisão. J Pharma and Biomedical Sci 2011;

06(06): 1-8.

85. Kumari Sunita, Visht Sharada, Sharma Pramod Kumar. Sistema de administração de medicamentos de dissolução rápida: Artigo de revisão. J Pharma Res 2010; 3(6): 1444-1449.

86. Ghadge SJ, Keskar SR, Dube RK. Comprimidos de desintegração oral: Uma visão geral. Int J Universal Pharmacy and Life Sci 2011; 1(3): 35-50.

87. Patel GJ, Patel RJ, Patel PK, Bharadia PD, Pandya VM, Modi DA. Uma visão geral das tendências futuras das tecnologias de formulação oral: Orally disintegrating tablet. J Pharma and Cosmetology 2011; 1(4): 42-55.

88. Sharma Ritika, Rajput Meenu, Prakash Pawan, Sharma Saurabh. Sistema de administração de medicamentos de dissolução rápida - Uma revisão. Int Res J Pharm 2011; 2(11): 21-29.

89. Puttalingaiah Lokesha, Kunchu Kavitha, Tamizh Mani T. Comprimidos de desintegração rápida: Uma visão geral da formulação, tecnologia e avaliação. Res J Pharma, Biological and Chemical Sci 2011; 2(2): 589-601.

90. Rai Rajesh Roshan, Chirra Pavithra, Thanda Venkataramudu. Comprimidos de dissolução rápida: Uma nova abordagem para a entrega de medicamentos - uma revisão. Int J Preclinical and Pharma Res 2012; 3(1): 2332.

91. Nagar Priyanka, Singh Kusum, Chauhan Iti, Verma Madhu, Yasir Mohd, Khan Azad, Sharma Rajat, Gupta Nandini. Orally disintegrating tablets: Formulação, técnicas de preparação e avaliação. J Applied Pharma Sci 2011; 01(04): 35-45.

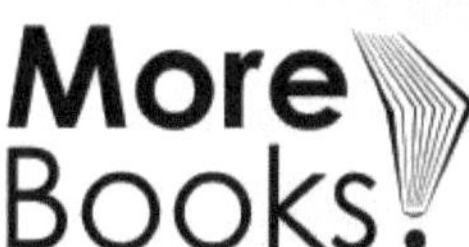

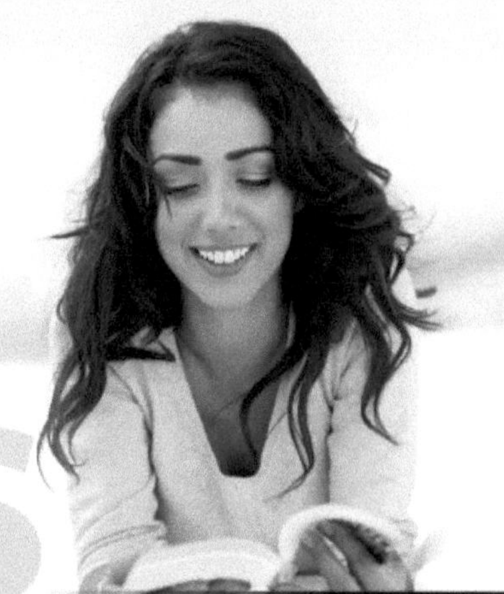

yes

I want morebooks!

Buy your books fast and straightforward online - at one of world's fastest growing online book stores! Environmentally sound due to Print-on-Demand technologies.

Buy your books online at
www.morebooks.shop

Compre os seus livros mais rápido e diretamente na internet, em uma das livrarias on-line com o maior crescimento no mundo! Produção que protege o meio ambiente através das tecnologias de impressão sob demanda.

Compre os seus livros on-line em
www.morebooks.shop

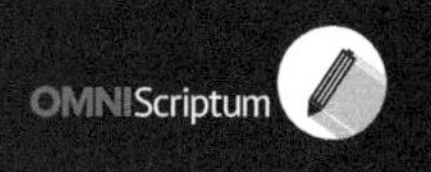

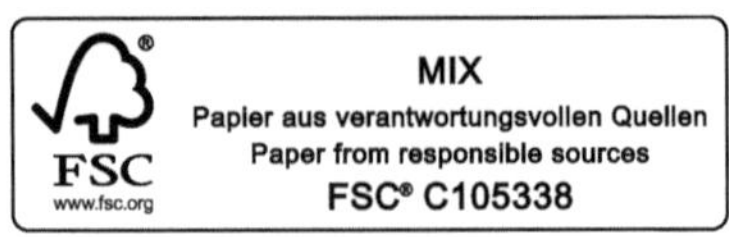

Printed by Books on Demand GmbH, Norderstedt / Germany